陈孝平院士健康科普工作室推荐

肥胖减重手术
知识

（第二版）

王国斌　陈璐璐○主审　　陶凯雄　夏泽锋○主编

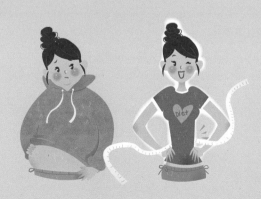

长江出版传媒
湖北科学技术出版社

图书在版编目（CIP）数据

肥胖减重手术知识问答 / 陶凯雄，夏泽锋主编 . —2 版 . —武汉：湖北科学技术出版社，2024.3

ISBN 978-7-5706-3169-8

Ⅰ . ①肥… Ⅱ . ①陶… ②夏… Ⅲ . ①肥胖病－外科手术－问题解答 Ⅳ . ① R589.2-44

中国国家版本馆 CIP 数据核字（2024）第 064292 号

策　　划：冯友仁　　　　　　　　　　　　责任编辑：常　宁
责任校对：秦　艺　　　　　　　　　　　　封面设计：张子容

出版发行：湖北科学技术出版社
地　　址：武汉市雄楚大街 268 号（湖北出版文化城 B 座 13—14 层）
电　　话：027-87679468　　　　　　　　　邮　　编：430070

印　　刷：武汉科源印刷设计有限公司　　　　邮　　编：430299

880×1230　　　　1/32　　　　　　6.25 印张　　　　150 千字
2024 年 3 月第 2 版　　　　　　　　2024 年 3 月第 2 次印刷
定　　价：39.80 元

《肥胖减重手术知识问答（第二版）》
编　委　会

主　　审：王国斌　陈璐璐

主　　编：陶凯雄　夏泽锋

副 主 编：曾天舒　杨胜兰　高　颖　章小平

编　　委：（按姓氏拼音排序）

白　洁　　蔡红琳　　陈　岑　　陈春艳　　邓世昌

付朝晖　　郭　科　　蒋国松　　孔　雯　　黎慧清

李　钢　　李　欣　　廖云飞　　刘　洋　　孟春庆

石立雅　　汪　赓　　吴　艳　　伍　静　　夏文芳

杨　歌　　杨　杰　　张　波　　郑　涓　　钟雪玉

朱　云

编写秘书：白　洁

序　一

减重代谢外科经过 70 余年的发展，经历了单纯减重手术向减重代谢性手术的理念转变和技术提升。减重手术成为治疗肥胖及相关代谢性疾病的重要方法。随着国内微创外科、机器人外科、内镜外科的迅猛发展，减重代谢外科正经历着学科深度融合、术式优化创新的高速发展期，新老观念不断碰撞，择优汰劣。以胃束带手术为例，自 1983 年于美国首次开展以来，逐渐演变为腹腔镜下可调节胃束带手术。虽然该术式可在一定程度上控制体重并改善肥胖相关性疾病，但减重效果不理想、术后复胖、束带腐蚀胃壁、反流性食管炎等问题逐渐限制了该术式的应用。我国从 2016 年开始鲜有开展此类手术的报道，而在 2021 年发布的《中国肥胖代谢外科手术方式推荐立场声明》中，胃束带手术已被列为不推荐术式。正是众多观念、技术的革新与进步使得减重代谢外科不拘泥于现有的成效，向着更优化的方向发展。

华中科技大学同济医学院附属协和医院减重代谢中心时隔多年出版了《肥胖减重手术知识问答（第二版）》，将减重代谢外科专业化的医学知识以通俗易懂的方式呈现给各位读者。第二版以基本认知、术前准备、术中操作、术后恢复及出院后随访为主线，在第一版基础上，将新的减重术式、临床研究、减肥药物以问答的形式加入其中。其表现形式除了单纯的文字阅读外，还增加了视频、图片等资料，以期满足不同读者的需求。

科学普及是一种社会教育，而医学科普因有助于提高人们认识疾病的能力、治疗疾病的动力，有着保障人民生命健康的特殊价值。希望《肥胖减重手术知识问答（第二版）》的出版发行，能为减重代谢外科的发展添砖加瓦。

中国医科大学附属第四医院教授，博士生导师

中国医师协会外科医师分会肥胖和糖尿病外科医师委员会 (CSMBS) 前任主任委员

中华医学会外科学分会常委、甲状腺及代谢外科学组组长

序　二

随着社会发展与人们生活方式的改变，肥胖及相关代谢紊乱引起的多系统疾病得到人们了解与重视。以此为背景，我国减重代谢外科从零开始，目前成为相对成熟的学科，其学术广度和深度不断被拓展、发掘，社会对减重手术的接纳程度也逐渐增加。《中国肥胖代谢外科数据库：2022 年度报告》显示，全国减重手术年手术量超过 3 万例。

随着减重代谢外科进入发展的快车道，行业内手术规范化与术式创新被赋予了更高的要求。除了通过学术组织的引领、指南共识的颁布、培训机构的建立来推动学科规范化进程外，将这些晦涩难懂的医学知识转化为非专业人士也能了解的科普内容同样重要，帮助肥胖人群正确面对疾病，遵循恰当的治疗方案，配合医生进行规范的治疗和随访。2019 年，华中科技大学同济医学院附属协和医院减重代谢中心正是从这个角度出发，出版了《肥胖减重手术知识问答》。经过多年的积累，第二版与大家见面了。本书仍以兼顾专业知识科普和患者内在需求为基础，同时增加了更多的学科发展内容，并结合时下减重热点，将肥胖人群关心的话题从科学的角度予以解读、分析，对已逐渐淘汰的术式进行删减，展现了当下减重代谢外科的全貌。希望本书能为读者提供一个了解肥胖疾病规范化外科治疗的窗口，希望每位肥胖者都能得到及时、正确的干预和治疗。

暨南大学附属第一医院副院长、肥胖代谢外科学科带头人

中国医师协会外科医师分会肥胖和糖尿病外科医师委员会（CSMBS）主任委员

国际肥胖与代谢病外科联盟亚太区（IFSO-APC）主席

序　三

　　减重代谢外科在西方有 70 年的发展历史，在中国也有 20 多年的历史，目前已经建立了减重代谢外科手术的指南，尽管如此，仍有很多问题需要研究与解决。对患者而言，肥胖分为代偿期与失代偿期，在代偿期可以通过饮食控制、运动指导和相关药物治疗取得良好的疗效，但是一旦进入失代偿期，就会出现代谢综合征相关症状，糖代谢紊乱导致胰岛素抵抗，血糖升高，进而患 2 型糖尿病；脂代谢紊乱导致血脂升高，出现心脑肾相关器官疾病及高血压等；性激素代谢紊乱导致多囊卵巢综合征，女性出现月经期延迟；尿酸代谢紊乱导致高尿酸；气道堵塞导致呼吸睡眠暂停综合征等，失代偿期的患者需要手术治疗来取得良好的疗效。对代偿期的患者进行怎样的饮食控制、运动指导、药物治疗？对失代偿期的患者进行怎样的术前准备、正确选择手术术式以及术后管理随访？本书都做了详尽的介绍。本书深入浅出，趣味隽永，外行看得懂，内行说它好，对我国减重代谢外科科普工作将起到极大的推进作用。

中南大学湘雅三医院副院长、普外科学术带头人
中国医师协会外科医师分会肥胖和糖尿病外科医师委员会 (CSMBS) 候任主委
中华医学会外科学分会甲状腺及代谢外科学组副组长

前　言

肥胖确定为一种疾病经历了很长时间的论证。早在1948年，国际疾病分类体系（international classification of diseases，ICD）就将肥胖收录其中。1997年世界卫生组织（World Health Organization，WHO）在首届全球肥胖大会上明确指出"肥胖是一种疾病"。目前，医生们仍在不断努力，以使更多的肥胖者认清自己的身体状态，了解肥胖所带来的健康危害并及时采取相应的干预措施。医学理念普及相较于医学本身存在明显滞后性，而医学科普正是改善这种局面的重要途径。

在2019年，我们以华中科技大学同济医学院附属协和医院为依托，联合多个相关科室出版了《肥胖减重手术知识问答》。这本由专业从事减重代谢疾病治疗的医生共同编写的科普读物，在传播减重代谢疾病相关知识上发挥了重要作用，帮助很多肥胖者在治疗和康复过程中少走了很多弯路。而在出版后的这几年，减重代谢外科仍然在不断发展，经历了经典术式的变迁、手术安全性及规范化的界定、新术式的勇敢探求、不良术式的果断摒弃，以及基础与临床科研的突破。以此为背景，我们团队紧跟学科前沿，对前版内容进行了修订及增补，并增加图片、视频链接，方便呈现扩展内容，增加阅读趣味性，以期履行"让医疗服务于患者，让患者受益于医疗"的宗旨。

希望此书的出版能够让更多存在治疗需求的肥胖者受益。

华中科技大学同济医学院附属协和医院普外科主任、胃肠外科主任

中华医学会外科学分会胃肠学组委员

中国医师协会外科医师分会肥胖和糖尿病外科医师委员会（CSMBS）常务委员

中国医师协会外科医师分会微创外科专委会常务委员

2023 年 10 月

目 录

第一篇 概述

第三篇　手术相关

第四篇　术后恢复

第五篇　出院随访

第六篇　术后常见不适症状

附　　录

第 一 篇
概　述

1. 如何了解自己是否肥胖？

目前肥胖程度主要依靠体重指数来进行评估，使用这个指标可以消除不同身高对体重的影响。体重指数（body mass index，BMI），又称作体质指数，它是用体重数除以身高数的平方得出的数值。成人 BMI 计算公式：体重指数 = 体重 / 身高 ^{2}（kg/m^2）。成人体重分类见表 1–1。

腰围是用来评判中心型肥胖的一项指标。腰围是指腋中线肋弓下缘和髂嵴连线中点的水平位置处体围的周径。对于我国成人而言，男性腰围 ≥ 90 cm，女性腰围 ≥ 85 cm，即为中心型肥胖。成人中心型肥胖分类见表 1–2。

表 1–1　成人体重分类

分类	BMI 值 /（$kg \cdot m^{-2}$）
肥胖	BMI ≥ 28.0
超重	24.0 ≤ BMI < 28.0
体重正常	18.5 ≤ BMI < 24.0
体重过低	BMI < 18.5

表 1–2　成人中心型肥胖分类

分类	腰围值 /cm
中心型肥胖前期	85 ≤ 男性腰围 < 90 80 ≤ 女性腰围 < 85
中心型肥胖	男性腰围 ≥ 90 女性腰围 ≥ 85

"啤酒肚"是喝出来的？
误解太深

管用！只用一招就知道
自己胖在哪个阶段

2. 你的标准体重应该是多少?

成年男性标准体重(kg)=(身高值 –105)kg。

成年女性标准体重(kg)=(身高值 –100)kg。

2 ～ 12 岁儿童标准体重(kg)= 年龄 ×2(kg)+8(kg)。

10 s 清楚自己胖了多少

3. 如何科学准确地测量体重、腰围和臀围?

测量要求:每次测量体重、腰围和臀围的时间应该一致,尽量选择室温 25℃左右、晨起空腹、排空大小便后测量。测量时衣着应当固定,不同的衣着会严重影响体重的测量,使得体重测量结果不准确。

(1)体重测量:将体重计放置平稳并调零,仅穿贴身内衣裤,平静站立于体重计踏板中央,两腿均匀负重,读数精确到 0.1 kg。

(2)腰围、臀围测量:两眼平视前方,自然均匀呼吸,腹部放松,两臂自然下垂,双足并拢,均匀负重。腰围测量时裸露肋弓下缘与髂嵴之间测量部位,在双侧腋中线肋弓下缘和髂嵴连线中点处做标记(12岁以下儿童以脐上 2 cm 为测量平面),将软尺轻轻贴住皮肤,经过双侧标记点,围绕身体 1 周,平静呼气末读数。臀围测量时穿贴身内衣裤,将软尺轻轻贴住皮肤,经过臀部最高点,围绕身体 1 周,读数。测量 2 次,取平均值,读数精确到 0.1 cm。

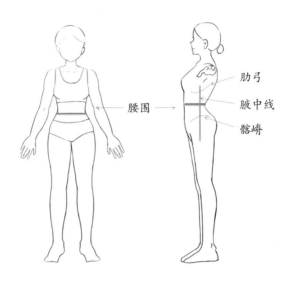

肋弓
腋中线
髂嵴

腰围

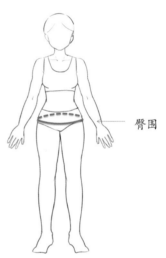

臀围

4. 肥胖的原因有哪些？

　　肥胖是一种多因素引起的复杂疾病。科学研究发现，不同个体对热量摄入、食物的生热作用和体重调节反应不同，受遗传因素（如生理、代谢），环境因素（如社会、行为、文化）和生活方式（如膳食、活动量和心理因素）影响。肥胖的发生发展是遗传因素、环境因素及生活方式等多因素相互作用的结果。

深度分析大部分人胖起来的原因

5. 肥胖的发病率高吗？

随着经济的发展，我国肥胖的发病率呈现明显上升趋势。

1992 年我国营养调查资料显示，20～60 岁成人中，超重者占 14.4%，肥胖者占 1.5%。

《2002 年中国居民营养与健康状况调查报告》显示，我国成人超重率为 22.8%、肥胖率为 7.1%。大城市中成人超重率与肥胖率分别高达 30% 和 12.3%，儿童肥胖率达 8.1%。

2015 年国家卫生和计划生育委员会发布《中国居民营养与慢性病状况报告（2015 年）》并指出，全国 18 岁及以上成人超重率为 30.1%、肥胖率为 11.9%，6～17 岁儿童及青少年超重率为 9.6%、肥胖率为 6.4%。

《中国居民营养与慢性病状况报告（2020 年）》指出，有超过一半的成年居民超重或肥胖，6～17 岁、6 岁以下儿童及青少年超重肥胖率分别达到 19% 和 10.4%。

6. 肥胖的人是不是都营养过剩？

人体的各种活动都需要消耗热量。从基本的生理功能（如呼吸、心跳、体温）到各种社会活动（如说话、运动、工作），都需要消耗热量。通常情况下，食物是人体热量的唯一来源。对于正常人来说，摄入食物的热量与活动消耗的热量之间是平衡的。如果长期处于摄入热量较少、消耗热量较多的情况下，人体就会动员脂肪组织分解来产生热量，以满足耗能的需求，这样就会导致人体消瘦。反之，如果热量摄入过多、消耗较少，超出部分的热量就会以脂肪的形式储存起来，导致肥胖。所以对于单纯性肥胖者来说，热量通常都是过剩的。此外，营养物质还包括微量元素及维生素。肥胖人群常存在微量元素和维生素的缺乏，有研究显示肥胖人群的血清钒、铁、钴、硒、锶、维生素 D 等微量元素和维生素的含量明显低于非肥胖人群。

7. 肥胖会遗传吗？

绝大多数情况下，遗传因素和环境因素共同作用，促成了肥胖的发生。目前普遍认为肥胖和高血压、糖尿病一样，属于多基因遗传性疾病，遗传背景是引起肥胖的重要原因。研究发现，60% ~ 80% 的肥胖者有肥胖家族史。体重偏低或正常者的子女肥胖发生率仅为 10%；父母中一方肥胖，其子女肥胖发生率为 50%；若父母双方均肥胖，则子女肥胖发生率为 60% ~ 80%。肥胖这种家族特征可能涉及共同的生活环境和饮食习惯等因素。根据家系、双胞胎及领养子女的研究，在排除共同的生活环境和饮食习惯影响后，遗传因素在肥胖发病机制中的参与程度至少在 20% ~ 40%。

遗传因素虽然在一定程度上影响肥胖的发生发展，然而人类肥胖基因表型是复杂的、多基因的，且伴有基因—环境—基因的相互作用。目前认为遗传因素与环境因素有协同作用，只有那些具有肥胖倾向的人暴露于致肥环境中，肥胖才得以发生。

8. 肥胖是疾病吗？肥胖对健康有哪些危害？

肥胖是一种由多因素引起的慢性代谢性疾病，早在 1948 年世界卫生组织已经将其列入疾病分类名单。超重和肥胖会引发一系列健康、心理和社会问题。肥胖与许多影响健康和寿命的疾病有关，并且可能是这些疾病的诱发因素。肥胖的并发症包括 2 型糖尿病、心血管疾病（高血压、冠心病、心肌梗死、周围血管疾病）、脑血管意外、血脂异常、肥胖相关性肝病、胃肠道疾病、生殖系统疾病、骨关节炎、皮肤疾病、某些恶性肿瘤等，同时肥胖还可导致精神心理障碍。

肥胖的危害
脑卒中
恶性肿瘤
非酒精性脂肪性肝病
胃食管反流病
2 型糖尿病
骨关节炎
痛风

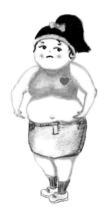

肥胖的危害
抑郁症
睡眠呼吸暂停
哮喘
高脂血症
高血压
多囊卵巢综合征
静脉炎

肥胖到底是不是病？世界卫生组织给出了答案

肥胖会引起很多疾病，别不信！

仔细看！肥胖对自己身体的影响和危害

9. 肥胖为什么分为单纯性肥胖和继发性肥胖？二者有什么区别？

按照肥胖的病因进行分类，可将肥胖分为单纯性肥胖和继发性肥胖。无内分泌疾病或找不出可能引起肥胖的特殊病因的称为单纯性肥胖，占肥胖总人数的 95% 以上。继发性肥胖是由内分泌疾病、引起肥胖的药物、遗传因素、单基因突变等导致的。

甲状腺功能减退症、多囊卵巢综合征、库欣综合征、垂体疾病、下丘脑病变等内分泌疾病的患者可发生继发性肥胖。糖皮质激素、降糖药、精神科药物、抗癫痫药物、β 受体阻滞剂等药物的使用也可导致肥胖的发生。这部分肥胖人群有明确的原发病，治疗原发病后即可根治肥胖，故其治疗方法和预后均与单纯性肥胖不同。

10. 可以用成人的标准来衡量儿童及青少年肥胖吗？

鉴于全球儿童及青少年超重和肥胖人数不断攀升，世界卫生组织和各国都在不遗余力地制定各种政策、指南和指导意见，进行儿童及青少年肥胖的干预和管理。与成人一样，通过 BMI 可判断儿童或青少年是否属于超重，评判标准会根据性别和年龄而有所不同。国家卫生和计划生育委员会于 2018 年 2 月 23 日发布了《学龄儿童青少年超重与肥胖筛查》，列出了 6 ～ 18 岁不同年龄男生和女生超重、肥胖的判定标准（表 1-3）。举个例子，8 岁的男生如果 BMI 在 $17.8 \sim 19.7 \ kg/m^2$，则属于超重，如果 BMI 等于或者大于 $19.7 \ kg/m^2$，就是肥胖。

表 1-3 6 ～ 18 岁学龄儿童及青少年 BMI 筛查超重与肥胖界值参考表

单位：kg/m²

年龄 / 岁	男生		女生	
	超重	肥胖	超重	肥胖
6.0~ < 6.5	16.4	17.7	16.2	17.5
6.5~ < 7.0	16.7	18.1	16.5	18.0
7.0~ < 7.5	17.0	18.7	16.8	18.5
7.5~ < 8.0	17.4	19.2	17.2	19.0
8.0~ < 8.5	17.8	19.7	17.6	19.4
8.5~ < 9.0	18.1	20.3	18.1	19.9
9.0~ < 9.5	18.5	20.8	18.5	20.4
9.5~ < 10.0	18.9	21.4	19.0	21.0
10.0~ < 10.5	19.2	21.9	19.5	21.5
10.5~ < 11.0	19.6	22.5	20.0	22.1
11.0~ < 11.5	19.9	23.0	20.5	22.7
11.5~ < 12.0	20.3	23.6	21.1	23.3
12.0~ < 12.5	20.7	24.1	21.5	23.9
12.5~ < 13.0	21.0	24.7	21.9	24.5
13.0~ < 13.5	21.4	25.2	22.2	25.0
13.5~ < 14.0	21.9	25.7	22.6	25.6
14.0~ < 14.5	22.3	26.1	22.8	25.9

年龄/岁	男生		女生	
	超重	肥胖	超重	肥胖
14.5~ < 15.0	22.6	26.4	23.0	26.3
15.0~ < 15.5	22.9	26.6	23.2	26.6
15.5~ < 16.0	23.1	26.9	23.4	26.9
16.0~ < 16.5	23.3	27.1	23.6	27.1
16.5~ < 17.0	23.5	27.4	23.7	27.4
17.0~ < 17.5	23.7	27.6	23.8	27.6
17.5~ < 18.0	23.8	27.8	23.9	27.8

11. 肥胖与 2 型糖尿病有什么关系?

　　肥胖和 2 型糖尿病关系密切，中国超重与肥胖人群的糖尿病患病率分别为 12.8% 和 18.5%；而在糖尿病患者中，超重人群达 41%，肥胖人群达 24.3%，中心型肥胖人群高达 45.4%。肥胖持续的时间越久，发生 2 型糖尿病的危险性越大。儿童及青少年时期开始肥胖、18 岁后体重持续增加和腹部脂肪堆积者，患 2 型糖尿病的危险性更大。

　　体重增加是 2 型糖尿病的独立危险因素，体重或腰围增加均可加重胰岛素抵抗，增加 2 型糖尿病的发病风险以及血糖的控制难度。与单纯性肥胖者相比，2 型糖尿病合并肥胖者减重并维持体重更加困难。首先，肥胖者的胰岛素水平显著增高，而胰岛素具有抑制脂肪分解、促进脂肪合成的作用。其次，肥胖本身与糖尿病患者存在的其他代谢异常的协同作用，可加重 2 型糖尿病的胰岛素抵抗。与白种人相比，中国人肥胖程度较轻，而身体脂肪趋向于在腹腔内聚集，更易形成中心型肥胖。内脏脂肪增加，可能是导致肥胖者发生胰岛素抵抗的主要原因。

12. 肥胖为什么会诱发癌症？

大量的研究表明，超重和肥胖会增加许多癌症的发生风险，如消化道肿瘤（包括食管癌、结肠癌、直肠癌、肝癌、胆管癌、胰腺癌等）和血液系统肿瘤（包括非霍奇金淋巴瘤、多发性骨髓瘤等），也有报道称男性前列腺癌和女性乳腺癌、子宫内膜癌的发生与肥胖有关。肥胖与癌症之间的关联，可能与身体脂肪的分布、饮食、激素、免疫和炎症因子异常等有关。研究表明，缺乏适量运动的肥胖者，其自然杀伤细胞活性降低，一些淋巴细胞增殖受到抑制，损害了细胞免疫功能，导致免疫功能紊乱，易诱发癌症。有的科学家认为肥胖是一种低度的炎症状态，可以诱导细胞分泌炎症因子，而慢性炎症能诱导细胞分化，增加细胞复制过程中出错以及 DNA 突变的概率，从而诱发癌症。肥胖可以影响胰岛素、胰岛素样生长因子 –1、生长激素、雌激素、雄激素等激素的水平，这有可能促进了多种癌症的进展。

13 种癌症都和肥胖有关

13. 打鼾说明睡得香吗？

打鼾俗称"打呼噜"，日常生活中比较常见，可发生于各年龄段。人们往往认为打鼾属于常见现象，甚至有人认为打鼾是睡得香的标志。那么，打鼾说明睡得香吗？

首先，我们来了解一下睡眠中鼾声是怎样产生的。我们都知道，当流动的空气通过狭小的通道时，会产生不同频率的声响，这种物理现象如果发生在上呼吸道，会出现声响，即打鼾。人在清醒状态下，由于上呼吸道扩张肌具有一定的弹性，因此上呼吸道始终处于开放状态，气道阻力低，呼吸气流通过顺畅，不会产生声响。睡眠中，上呼吸道扩张肌张力下降，上呼吸道管腔相对变窄。在正常体重人群中，睡眠中的上呼吸道管腔可满足呼吸气流的需要，从而保证睡眠中呼吸的通畅与稳定。各种原因导致上呼吸道睡眠中狭窄，气道阻力增加，呼吸气流就会受到影响，出现如呼吸气流受限、低通气甚至呼吸中止等现象，同时，睡眠中气流通过狭窄的气道时冲击某些软组织，就可能发出声响，这就是所谓的鼾声。

我们知道鼾声产生的原因是呼吸气流通过不通畅，影响正常的呼吸功能了。严重时，可有睡眠呼吸暂停的发生。睡眠中频繁的呼吸暂停、间歇性缺氧和睡眠结构改变对人体健康的危害是非常大的。我们还能说打鼾说明睡得香吗？

打鼾是种病，是病就得医！

14. 为什么肥胖的人更容易打鼾？

生活中我们能发现一个现象，就是打鼾的人中肥胖者占大多数，那为什么肥胖的人更容易打鼾呢？

肥胖者是鼾症的易感人群，但打鼾并非肥胖者的"专利"，打鼾的瘦子也不在少数。打鼾最主要的原因是上呼吸道解剖性狭窄，如咽腔狭窄、软腭肥厚、软腭及悬雍垂低垂、扁桃体肥大、舌体胖大等。

很多肥胖者容易打鼾，是怎么回事？

肥胖的人全身脂肪囤积过多，身体肥胖、脖子粗短、腹围大是其共同的特征。相比非肥胖者，肥胖的人上呼吸道周围脂肪沉积过多，睡眠中呼吸驱动的后负荷显著增加，最终导致睡眠呼吸紊乱的发生率显著上升。另外，仰卧睡眠时，"大肚腩"对胸腔的挤压限制了呼吸运动，最终导致换气受到影响。因此，相比正常体重的人群，肥胖的人更容易打鼾。

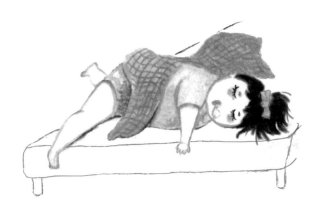

15. 什么是阻塞性睡眠呼吸暂停低通气综合征？有什么危害？

睡眠中，上呼吸道因反复的软组织塌陷而部分或者完全阻塞，扰乱正常通气和睡眠结构而引起的一系列病理生理变化，称为阻塞性睡眠呼吸暂停低通气综合征，就是我们通常说的鼾症。鼾症可以发生在所有年龄段，并且发病率极高。发病率高、认知度低是人们对于此疾病认识的现状。打鼾是种病，尤其严重的鼾症会导致全身多系统、多器官的病损，是高血压、2型糖尿病最常见的独立危险因素，是心脑血管疾病（如慢性缺血性心脏病、高血压、冠心病、脑卒中等）的源头性疾病，更是睡梦中猝死的真正元凶。

阻塞性睡眠呼吸暂停低通气综合征发生时，呼吸中止，会导致缺氧（血氧饱和度下降）。睡眠中不同程度的间歇性缺氧会导致全身，尤其重要器官、组织及细胞的不同程度病理生理影响，最直接的影响如交感神经兴奋、炎症因子产生、氧化应激甚至胰岛素抵抗等，会导致高血压和2型糖尿病。另外，睡眠中频繁憋气、呼吸暂停，会导致患者反复微觉醒（通过脑电辨识），并且难以进入深睡眠或者深睡眠的比例降低，这些都属于睡眠结构紊乱或者睡眠片段化，其直接后果是白天嗜睡和认知功能受到影响。鼾症患者白天嗜睡是生产事故和交通事故频发的直接原因之一。除此之外，呼吸暂停会诱发或直接导致睡眠中胃食管反流，是反流性疾病的最常见病因之一；严重鼾症会导致凝血功能的障碍；鼾症也是焦虑、抑郁的病因之一，常常共病存在；鼾症还会导致肾功能损害，严重者会出现性功能障碍。

处于生长发育期的婴幼儿及儿童一旦罹患鼾症，更应该引起重视。腺样体肥大是儿童鼾症最主要的病因，腺样体肥大导致的口呼吸以及睡眠低氧血症、睡眠结构紊乱对儿童的生长发育影响极大。口呼吸会导致腺样体面容，即面骨发育障碍，颌骨变长、腭骨高拱、牙列不齐、上切牙突出、唇厚、缺乏表情的面容。一旦形成，难以恢复。鼾症还是儿童生长发育迟缓的主要原因之一，营养不良、营养过剩甚至身材矮小与鼾症相互影响，临床上，通过腺样体手术治疗儿童鼾症后，生长发育的"赶超效应"就是佐证。另外，儿童鼾症也是多动症及认知功能障碍的主要原因。严重患儿会出现肺动脉高压，甚至心衰等并发症。

睡眠呼吸暂停对身体有什么影响？

16. 患有阻塞性睡眠呼吸暂停低通气综合征的人有什么相似的体貌特征？

日常生活中我们发现患有阻塞性睡眠呼吸暂停低通气综合征的人在体貌特征上会有一些有别于正常人的地方。成年患者的体征表现包括：①肥胖；②颈围过大（通常正常成年男性的颈围＜38 cm，成年女性的颈围＜35 cm）；③张口呼吸；④大腺样体及大舌头；⑤凹型脸、龅牙；⑥小下颌或者下颌后缩等。

儿童如出现以下体貌特征则容易出现打鼾甚至憋气症状：①先天性颅颌面畸形，如柯林斯综合征、克鲁斯综合征、阿佩尔综合征、皮尔罗宾森综合征、唐氏综合征、黏多糖贮积症等；②口呼吸；③牙列不齐，如龅牙、反颌（地包天）等；④小下巴；⑤过敏性鼻炎。

17. 如何诊断阻塞性睡眠呼吸暂停低通气综合征？应该去医院的哪个科室就诊？

打鼾并非都是阻塞性睡眠呼吸暂停低通气综合征，要了解睡眠呼吸暂停的性质和程度，须进行专业的检查。整夜多导睡眠监测是诊断阻塞性睡眠呼吸暂停低通气综合征的金标准，监测的相关技术参数：口鼻气流、脑电图、肌电图、体动、体位、血氧饱和度等。整夜监测完毕后，专业的睡眠监测技师会进行复杂的图像校正，最后得出患者的睡眠结构及睡眠呼吸参数，并出具最终的监测报告。在定量诊断和定性诊断后，医生会结合专科检查，制订针对性的治疗方案。目前，阻塞性睡眠呼吸暂停低通气综合征需要多学科交叉干预，需要耳鼻咽喉科、呼吸内科、口腔正畸与颌面外科、减重外科等参与诊疗。

18. 为什么患有阻塞性睡眠呼吸暂停低通气综合征的人不容易减肥？

肥胖人群是阻塞性睡眠呼吸暂停低通气综合征的易感人群，因此，减重至关重要。但是这类人群减重并非易事，容易反弹，减重失败是常态。究其原因，除了自身意志力缺乏外，脂肪代谢紊乱是一个重要因素，它既是鼾症的并发症，又是肥胖的病因。患鼾症的肥胖人群，尤其是严重鼾症者，白天显著的表现就是嗜睡、困倦、疲乏，多数人同时合并高血压、糖尿病等基础疾病，尽管有减重的意愿，但的确难以付诸行动。通过外科手术的方法减重是一个值得考虑的方式。

19. 什么是肥胖低通气综合征？有什么危害？

肥胖人群容易出现睡眠呼吸障碍，但并不都是阻塞性睡眠呼吸暂停低通气综合征，如肥胖低通气综合征。肥胖低通气综合征是一种与肥胖密切相关的呼吸障碍性疾病，因其独特的病理生理机制以及可能继发的心脑血管疾病而越来越受到重视。

肥胖低通气综合征与阻塞性睡眠呼吸暂停低通气综合征有什么区别呢？其实，两者之间存在着千丝万缕的联系，无论是发病原因、病理生理机制还是临床表现等，都有很多相似相通之处，但又不完全一致，仍然是 2 种独立的疾病。二者都属于肥胖人群容易罹患的睡眠呼吸障碍性疾病，肥胖和打鼾是常见症状。肥胖低通气综合征的定义如下：BMI $> 30 \text{ kg/m}^2$，在海平面水平白天高碳酸血症（$PaCO_2 > 45 \text{ mmHg}$，$1 \text{ mmHg}=0.133 \text{ kPa}$）、低氧血症（$PaO_2 < 70 \text{ mmHg}$），可能合并有睡眠呼吸紊乱，同时须排除其他可以引起肺换气不足的疾病如神经肌肉性疾病等。由此可以看出，肥胖低通气综合征患者白天

也存在 CO_2 潴留对动脉血气的影响，其病理生理影响较阻塞性睡眠呼吸暂停低通气综合征严重得多。

　　肥胖对肥胖低通气综合征患者的影响更加广泛，此类患者通常呈现中心性肥胖，相比阻塞性睡眠呼吸暂停低通气综合征患者，此类患者往往具有更大的颈围和腰围 / 臀围比值。颈围的增加导致上呼吸道更加容易塌陷，而腰围 / 臀围比值的增加被认为与肺换气效率的降低有直接联系。肥胖低通气综合征患者胸腹部的脂肪堆积更加严重，过多的脂肪堆积不仅降低了膈肌的做功效率，同时严重损害了肺的顺应性，使患者的肺总量、补呼气量、功能残气量均明显降低，肺通气受到限制，促使小气道在呼气过程中更加容易闭陷，残气量增加，产生内源性的呼气末正压（positive end-expiratory pressure，PEEP）。相比阻塞性睡眠呼吸暂停低通气综合征患者，肥胖低通气综合征患者的呼吸肌需要承受更大的负担。因此，肥胖低通气综合征患者的治疗之路更为艰难，相比其他类型睡眠呼吸障碍性疾病，更有治疗的必要性。

20. 如何诊断肥胖低通气综合征?

　　肥胖低通气综合征的诊断需要整夜多导睡眠监测 + 白天血气分析。诊断完成以后，还要排除其他可能引起肺换气不足的疾病如神经肌肉性疾病等。

21. 肥胖的女性只是不符合当代的审美吗?

　　不良生活习惯对超重和肥胖的发生率有一定影响。在这个以瘦为美的时代，超重和肥胖给女性带来了很大的心理负担。不过审美是会改变的，在唐代女性反而是以胖为美的。不符合当代的审美仅是小事，实际上超重和肥胖对女性的影响并不仅是外表的改变，下面我们以肥胖对女性生殖内分泌的影响做简单介绍。

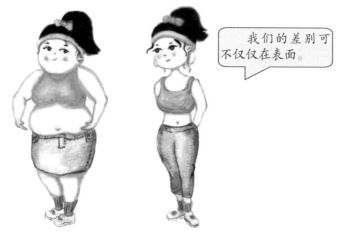

我们的差别可不仅仅在表面。

女性进入青春期后，生殖器官分泌的各种激素对于维持女性的第二性征起着非常重要的作用，相关激素周期性的变化维持着女性的外貌，也是女性进入生育期后可以正常孕育后代的前提。有研究表明肥胖女性体内的激素会发生一系列的变化，如高胰岛素血症、高雄激素血症、下丘脑促性腺激素释放激素脉冲分泌异常等，而这一系列激素的改变和失衡与生殖功能有着密切的关系。肥胖对女性的影响包括月经紊乱、卵泡发育异常、生育力下降等，除此之外还将对子代产生远期不良影响。接下来我们就逐条了解超重和肥胖对女性的影响。

（1）对生殖器官的影响：研究表明，肥胖和多囊卵巢综合征之间存在着密切的关系。多囊卵巢综合征是生育年龄妇女多发的一种内分泌代谢疾病，以高雄激素血症和胰岛素抵抗为特点，表现为卵泡生长发育障碍、生育力下降、多毛、痤疮等，远期并发症以糖尿病、高脂血症为代表，在我国育龄妇女中发病率约为6.46%。多囊卵巢综合征的患者大多体重增加、超重或肥胖。除此之外，大量研究表明，肥胖和乳腺癌、子宫内膜癌等女性恶性肿瘤也存在相关性，是这些恶性肿瘤的危险因素。

（2）对子代的影响：肥胖孕妇作为特殊的肥胖人群，不仅影响孕妇自身的健康状况，还对胎儿及子代产生不利影响。肥胖者的早期流产和复发性流产风险高，且肥胖孕妇发生胎儿宫内窘迫、巨大儿、高出生体重儿的风险明显增加，从而导致新生儿病的发病率增加。且母亲肥胖，则子代肥胖发生率明显增加。

目前研究证实经减重治疗后，肥胖女性的血清激素水平可随体重减轻而降低。这证实了超重和肥胖对女性生殖系统的影响。

综上所述，肥胖可引起女性月经失调、卵细胞发育异常、生育力下降，同时增加其罹患乳腺癌、子宫内膜癌的风险。此外，肥胖还对子代的生殖健康产生一定的危害。

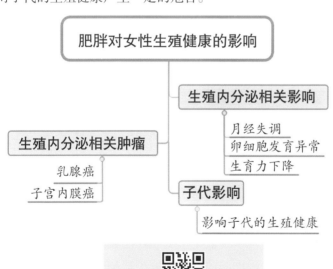

女性朋友出现这四种现象，说明该减肥了

22. 为什么肥胖的女性不容易怀孕?

肥胖的女性体内脂肪堆积过多。脂肪细胞除了可以储存和产生热量外，还有活跃的内分泌功能。研究表明脂肪细胞可分泌瘦素、脂联素、肿瘤坏死因子等多种激素和细胞因子。其中瘦素可作用于人体内分泌活动的中枢——下丘脑，进而影响性激素的分泌，导致高雄激素血症。血液中雄激素水平过高可通过多种途径影响垂体分泌促性腺激素，而促性腺激素异常可直接影响卵泡生长、发育及成熟，导致卵泡发育障碍，最终表现为月经不调和不孕。

既然提到肥胖，就必须提到与女性生殖内分泌相关的一种重要疾病——多囊卵巢综合征。多囊卵巢综合征是一组以月经不调、多毛、痤疮、高雄激素血症和胰岛素抵抗为特征的代谢紊乱症候群。该疾病因同时有卵巢、血糖、血脂等的改变，不局限于一个系统，是一种多器官组织变化的病症，因此被称为综合征。这一类患者多有肥胖和不孕症。研究表明在伴肥胖的多囊卵巢综合征患者中高雄激素血症和糖脂代谢异常的发生率明显增加，且助孕治疗效果差。近年来越来越多的理论支持将减重和生活方式的调整作为治疗多囊卵巢综合征最重要的治疗方案。

除了影响卵泡发育和排卵外，动物实验表明，营养性肥胖的小鼠中卵细胞质量明显受损，胚胎发育滞后，伴有异常囊胚分化。此外，性健康除了是生活质量的重要组成外，也是正常妊娠的必要条件。研究表明肥胖女性在性活动中常表现出较低的性趣、性欲和性满足感，且体形上的过度肥胖会影响性生活的顺利进行，这也可能是影响肥胖女性妊娠的因素之一。

总结一下，肥胖女性的脂肪过度堆积可能通过影响相关激素的分泌，导致排卵障碍，影响卵子及胚胎质量，影响性生活和降低性欲，最终引起女性不孕。

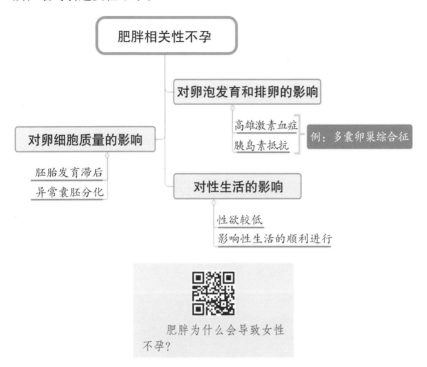

肥胖为什么会导致女性不孕?

23. 为什么肥胖会影响男性性功能?

随着人们生活水平的不断提高，男性自身及社会对男性生殖健康的关注度越来越高，大样本调查及临床研究证实肥胖可影响男性性功能。研究发现，肥胖的男性性能力较差，主要表现为性欲降低、阴茎勃起障碍、性生活过程中射精障碍和性感受降低等。

肥胖者体内脂肪的增加可使雄激素较多地转化为雌激素。男性肥胖者的性激素测定结果表明，血中雄激素水平偏低，雌激素偏高，性欲减退。随着体重的增加，男性分泌雄激素水平呈下降趋势。而雄激素可调节阴茎勃起的功能、过程、时间及性欲。如果体重超过正常值的 2 倍，雄激素平均值更低。雄激素水平越低，性功能障碍就越明显。

肥胖者一般都有血脂代谢紊乱，出现高胆固醇血症和高甘油三酯血症，这些疾病本身就会使体内代谢紊乱。此外，肥胖者多合并糖尿病或高血压。糖尿病并发症使患者神经末梢损伤、动脉硬化，从而导致阴茎深动脉的供血不足，阴茎勃起功能障碍；长期服用降压药等也可引起阴茎勃起功能障碍及性欲下降。

超重可能导致心脏负担加重。部分超重患者性生活时体力不支或无法选择合适体位导致性生活不适或困难，有些过度肥胖者由于腹部大量脂肪堆积根本就不能进行性生活。

过度肥胖还会引起心理方面的问题，如自信心缺乏、情绪抑郁、心理负担过重、社交困难等，这些因素也会引起早泄。

24. 为什么肥胖会导致男性不育？

人们对于肥胖导致女性不孕比较了解，但对于肥胖导致男性不育似乎有些陌生。有许多人认为，男性只要精子正常就可以了，和肥胖、不肥胖有什么关系？其实，肥胖是一种疾病的状态，会引起全身很多方面的异常，对精子就有直接或间接的不良影响。现代医学研究表明，肥胖导致男性不育的作用机制主要有 3 个方面：生殖内分泌异常、勃起功能障碍、精液参数异常。

勃起功能障碍是肥胖男性不育的常见原因。肥胖男性体内白色脂肪组织明显增加，而白色脂肪组织是重要的内分泌组织，可引起雄激素减少，进而抑制阴茎勃起功能以及缩短勃起时间，导致男性不育。

此外，肥胖男性阴囊里的脂肪较多，致使睾丸局部温度升高，而睾丸需要低于体温 1.5 ～ 2℃ 的 "低温" 环境，否则会影响精子产生，使精子数量减少、质量下降，丧失正常的生育能力，直接导致男性不育。过多的脂肪还会形成一定的压力，可能会将睾丸挤向腹部，不仅使睾丸局部温度过高，还可能压迫精索血管。若压迫精索动脉，则睾丸缺血；若压迫精索静脉，则睾丸瘀血。这些对生精都是非常不利的。而且，当 BMI 增加时，精液参数明显下降。

种种因素的共同作用造成了肥胖男性不育。对于这种男性不育，可以通过减重或手术切除阴囊里过多脂肪来治疗，以改善生精质量。

25. 肥胖是否会引起儿童隐匿性阴茎？

随着生活水平的提高，肥胖儿童越来越多，就诊的隐匿性阴茎患儿亦逐渐增多，国内报道发病率约为 0.67%。儿童隐匿性阴茎可分为真性隐匿性阴茎和假性隐匿性阴茎。前者是一种先天性阴茎发育异常，主要为肉膜因发育不良变成了弹性差的束条状组织，限制阴茎伸缩，阴茎隐匿于皮下。后者是肥胖所致的埋藏阴茎，外面仅留阴茎尖，阴茎体部皮肤似乎缺如，而检查时用中指、食指在阴茎两侧向骨头推压，即可见到正常的阴茎体部皮肤存在，无阴茎伸缩障碍、阴茎海绵体发育异常等。

假性隐匿性阴茎患儿只要在发育时适当控制饮食，加强运动，成功减重，阴茎可自行恢复正常状态，不需要手术治疗。

26. 为什么肥胖者患肾结石的风险会更大？

最新研究显示，肥胖者比正常体重者更有可能患肾结石，而且一系列研究表明肾结石患病率增幅与肥胖人数增长水平相当。英国学者近期研究发现过去 7 年里有关肾结石的诊疗增加了 20%，而肥胖者的患病率高达 50%。近期报道表明代谢综合征（如肥胖、糖尿病、高血脂、高血压）和肾结石的发生发展密切相关，有 3 个或 3 个以上特征的人群肾结石发病率最高。代谢综合征与超重和肥胖密切相关。不良饮食习惯，包括摄入过多的动物蛋白、盐、糖，以及代谢废物在尿路中积聚，均会加速肾结石的形成。水合作用差、锻炼少等促进肾结石的产生。

肾结石带来巨大的痛苦，肥胖者应增强这方面的意识，减少加工食品的摄入，增加饮水，避免食用含盐量过高的食物，并减少高尿酸食物及高草酸食物的摄入，增加锻炼，从而降低肾结石的发病率。

27. 肥胖者为什么容易患骨关节炎?

骨关节炎是一种常见的以关节软骨退行性变和继发性骨质增生为特征的慢性关节疾病，是导致 50 岁以上男性丧失工作能力的主要原因之一，仅次于心血管疾病。其临床表现为关节疼痛、变形和功能下降，进而导致活动障碍及生活质量下降。研究表明，肥胖在骨关节炎的发生发展中起着很重要的作用。

目前，我国骨关节炎患者估计有 1.2 亿人以上，而超重和肥胖者大约有 2.6 亿人，这些人都有可能患骨关节炎。美国疾病控制与预防中心路易斯·墨菲博士主持的一项科学研究显示，肥胖令美国的骨关节炎患者日益增多。肥胖使关节处承受更多的压力，肥胖者患骨关节炎率达 64.5%，体重正常者则为 34.9%。我国的相关研究表明，骨关节炎与肥胖相关性高达 70.73%。肥胖引起骨关节炎的机制还没有完全搞清楚，目前认为可能与以下因素有关。

（1）膝关节压力增加。

膝关节是人体最重要的负重关节，肥胖导致膝关节负重增加。在我们行走时膝盖所承受的重量是体重的 3 ～ 6 倍，假如体重增加 10 kg，行走时膝关节承受的重量将增加 30 kg，上楼时膝关节承受的重量增加 70 kg。人体关节类似一个机械轴承，长期超负荷运转，磨损就会增加，寿命会大大缩短，这就是进行膝关节置换术的患者中，肥胖者居多的原因。因此骨关节防治指南中最重要一条就是控制体重，这不仅有助于保护膝关节，还可降低骨关节炎的发生风险。减重加上适度运动，是预防骨关节炎发生的最佳方法。

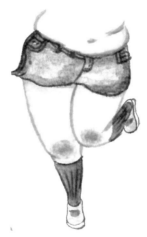

（2）肥胖引起代谢改变。

肥胖不仅导致人体大关节骨关节炎的发病率上升，还会增加手指处小关节等骨关节炎发生风险，因此肥胖导致的骨关节炎不仅与负重增加有关，代谢改变可间接影响关节。肥胖者大多糖耐量受损、脂肪代谢异常等，导致血糖、血脂异常，这些都会影响关节软骨的营养与代谢。异常代谢过程中产生的有害因子加重局部的炎症，加速软骨退化，促进骨关节炎的发生。肥胖者多有嘌呤代谢异常，是高尿酸血症高发人群。高尿酸导致尿酸盐在关节内异常沉积，诱发骨关节炎的发生。

肥胖者往往膳食结构不合理，喜好高糖、高脂肪饮食。一方面，不良的膳食结构使体重增加，关节负重增加；另一方面，肥胖与高血压、高血脂、动脉粥样硬化和糖尿病等关系密切，这会导致血液循环受阻，进而机体器官组织血液供应受限，影响关节、软骨下骨的血液供应，在骨关节炎发生发展中也起到重要的作用。

此外，肥胖往往出现在骨关节炎之前，而不是骨关节炎的疼痛使活动减少，从而引起肥胖，这进一步说明肥胖引起的代谢改变可能是骨关节炎发生的重要因素。

（3）陷入恶性循环：肥胖—关节痛—缺乏运动—更加肥胖。

肥胖者往往缺乏运动，不爱运动导致体重进一步增加。很多年轻肥胖者希望通过运动减肥，但由于平时缺乏锻炼，加之体重负荷大，因此运动后往往容易出现膝关节疼痛、滑膜炎、半月板损伤、足底筋膜炎等运动损伤，这些损伤会限制其运动，浇灭其减肥的热情。中老年肥胖者长期体重超标，出现骨关节炎，也限制了运动减肥的能力。

体重过大导致骨关节炎，骨关节炎限制运动，无法增加热量消耗，而食物摄入量却没有得到很好的控制，体重进一步增加，出现恶性循环！如果想突破困境，肥胖者在没出现病症之前要防患于未然，选择合适的运动方式，严格控制饮食，注意健康，远离肥胖，打破恶性循环。

综上所述，肥胖者容易患骨关节炎，不仅是因为体重增加导致关节负重加重，还可能与肥胖造成的全身代谢改变有关。因此，肥胖是骨关节炎发生的高危因素，且与严重程度相关，控制或减轻体重是预防和治疗骨关节炎的有效措施之一。

28. 骨关节炎有哪些症状表现？

随着人口老龄化及肥胖者增多，骨关节炎的发病率逐年升高。《中国居民营养与慢性病状况报告（2020 年）》指出，城乡各年龄组居民超重肥胖率持续上升，有超过一半的成年居民超重或肥胖，6 ～ 17 岁、6 岁以下儿童及青少年超重肥胖率分别达到 19% 和 10.4%。肥胖者面临巨大的健康隐患，其中之一就是肥胖对关节的影响。肥胖者是骨关节炎高发人群，那么骨关节炎有哪些症状表现呢？

在人体关节 2 块骨头的接触面，有一层软骨起保护关节的作用。软骨随着年龄的增长、各种原因导致的损伤、退变和磨损程度逐渐加重。软骨与骨不同，软骨一旦磨损后很难再生，而没有了软骨的保护，走路时骨和骨摩擦，就会产生疼痛，进而导致关节活动受限、功能丧失，最终导致残疾。

1）症状特征

（1）主要症状是疼痛，初期为轻微钝痛，以后逐步加剧。活动多时疼痛加剧，休息后好转。有的患者在静止或晨起时感疼痛，稍微活动后减轻，称为"休息痛"。活动过量时，骨摩擦也可产生疼痛。疼痛可与天气变化、潮湿、受凉等因素有关。

（2）常感到关节活动受限、不灵活，上下楼困难，晨起或在某个体位较长时间则关节僵硬，稍活动后减轻。关节活动时有各种不同的响声，有时可出现关节交锁。

2）主要症状

（1）关节疼痛及压痛：初期为轻度或中度间歇性隐痛，休息时好转，活动后加剧，与天气变化有关。晚期可出现持续性疼痛或夜间痛。关节局部有压痛，伴关节肿胀时尤为明显。

（2）关节僵硬：晨起时关节僵硬及发紧，称为晨僵，活动后可缓解。关节僵硬在气压降低或空气湿度增加时加重，持续时间一般较短，常为几分钟至十几分钟。

（3）关节肿大：部分膝关节因骨赘形成或关节积液而关节肿大。

（4）骨摩擦感或摩擦音：由于关节软骨被破坏、关节面不平，关节活动时出现骨摩擦感或摩擦音，多见于膝关节。

（5）关节无力、活动障碍：关节疼痛、活动度下降、肌肉萎缩、软组织挛缩可引起关节无力，行走时腿软或关节交锁，不能完全伸直膝关节或活动障碍。

（6）O 形腿或 X 形腿：长此以往，膝关节变形。

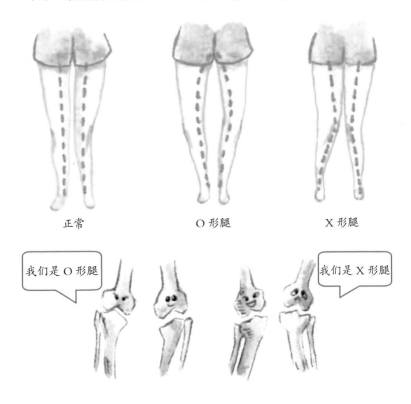

正常　　　　　　　O 形腿　　　　　　　X 形腿

我们是 O 形腿　　　　　　　　　　　我们是 X 形腿

29. 肥胖者如何预防骨关节炎?

人体关节就像一个不断运转的机械轴承,长期超负荷运转就会出现磨损,应该尽量避免加重关节压力负荷,避免负重下反复屈伸膝关节,另外反复上下台阶、跑步都会使关节受力增加,使软骨磨损加重,可诱发滑膜充血,引起关节积液。肥胖是骨关节炎发生的重要原因之一,骨关节炎的基础治疗方案是控制体重。研究表明体重下降能够减轻患病关节所承受的压力,显著减轻骨关节炎的症状。除此之外,及时和妥善治疗关节外伤、感染、代谢异常(如高尿酸血症)等原发病也能有效预防骨关节炎的发生。骨关节炎发生后,病理学改变不可逆转。治疗目的是缓解或消除症状,延缓关节退变,最大限度地保持和恢复患者的日常生活。

30. 如何治疗骨关节炎?

膝关节炎是最常见的骨关节炎,这里以膝关节炎作为代表,浅谈骨关节炎的治疗。

1)非药物治疗

对于初次就诊且症状不严重的骨关节炎患者,非药物治疗是首选的治疗方式,可减轻疼痛、改善功能,同时使患者能够很好地认识该病的性质和预后。

(1)患者教育:减少不合理的运动,避免不良姿势,避免长时间跑、跳、蹲,减少或避免爬楼梯。注意减肥,适量活动,进行游泳、骑自行车等有氧锻炼,膝关节在非负重时屈伸活动,以保持关节功能和肌力训练等。可以进行适当的运动和肌肉锻炼来增加关节的稳定性,如平躺在床上练习抬腿,坚持 10 ~ 15 s 后再放下,两腿交替进行。肌肉力量的增加可以缓冲外来的冲力，避免可能带来的损伤。

（2）物理治疗：主要增加局部血液循环、减轻炎症反应，包括热疗、水疗、超声波、针灸、按摩、牵引、经皮神经电刺激等。

（3）行动支持：主要减少受累关节负重，可采用手杖、拐杖、助行器等。

（4）改变负重力线：根据骨关节炎所伴发的内翻或外翻畸形情况，采用相应的矫形支具或矫形鞋来平衡各关节面的负荷。

2）药物治疗

如非药物治疗无效，可根据关节疼痛情况选择药物治疗。

（1）局部药物治疗：首先可选择非甾体抗炎药（nonsteroidal anti-inflammatory drug，NSAIDs）的乳胶剂、膏剂、贴剂和擦剂等局部外用药，可以有效缓解关节轻中度疼痛，且不良反应轻微。

（2）全身镇痛药物：根据给药途径，分为口服药物、针剂以及栓剂。非甾体抗炎药及软骨保护剂包括双醋瑞因、氨基葡萄糖、依托考昔、塞来昔布等，可以缓解疼痛。部分药物如硫酸软骨素可参与软骨代谢，延缓软骨退变。

（3）关节腔药物注射：①透明质酸钠注射可起到润滑关节、保护软骨和缓解疼痛的作用。②糖皮质激素。NSAIDs 治疗 4～6 周无效的严重骨关节炎或不能耐受 NSAIDs 治疗、持续疼痛、炎症明显者，可行关节腔内糖皮质激素注射。但若长期使用糖皮质激素，可加剧软骨损害，加重症状。因此，不主张随意进行关节腔内糖皮质激素注射，更反对多次使用，一般每年不超过 3～4 次。

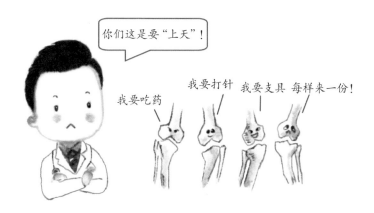

3）手术疗法

手术治疗的主要方法：①游离体摘除术；②通过关节镜行关节清理术；③截骨术；④关节融合术和关节成形术等。骨关节炎到了晚期，软骨磨损十分严重，上述方法治疗无效，且患者膝关节疼痛明显、活动受限、关节间隙狭窄或者出现严重的膝关节畸形等，就只有采用人工膝关节置换的方法彻底治疗膝关节炎，从而改善患者的生活质量，可行全膝关节表面置换术。而对于髋关节炎晚期患者，可根据年龄、职业及生活习惯等行人工全髋关节置换术。

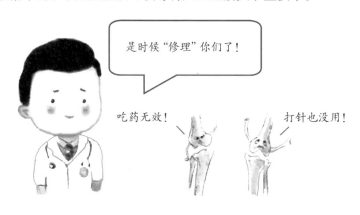

如果不做手术，会怎么样？骨关节炎本身并不是一个致死性疾

病，但会造成患者疼痛、残疾、不能行走。而长期的疼痛和活动受限会引起或加重一系列疾病，如抑郁症、骨质疏松、冠心病、糖尿病、高血压等。这些疾病不仅严重影响生活质量，而且会大大缩短患者的寿命。

31. 酵素是什么？为什么会被认为有减肥功效？

酵素是以一种或多种新鲜蔬菜、水果等食材为原料，经过自然发酵而形成的，含有丰富酚类、有机酸类、酶类、黄酮类等活性物质的微生物发酵制品。研究发现酵素中的植物乳杆菌 C4 可以在体外调节肠道微生物群，促进与代谢相关的微生物种群变化和短链脂肪酸产生。酵素可以加速代谢、辅助清除体内废物、促进淋巴细胞生长，具有护肝、抗炎、润肠通便等功效。

减肥期间酵素发挥了类似益生元的作用，帮助调节肠道菌群，改善脂肪代谢异常。但在自然发酵过程中，存在微生物种类多、发酵机制复杂、过程不易控制、产品品质难以保证等问题；而且酵素营养成分单一，有效成分不清晰，所以酵素不能作为减肥药，不能随意食用，如长期作为单一热量来源会引起蛋白质、微量元素、必需脂肪酸等营养素缺乏。

单纯依靠酵素减肥不可取，减肥的终极目标是达到热量负平衡，做到管住嘴、迈开腿。

32. 生酮饮食是什么？

一般情况下成人膳食中碳水化合物的供能比应为 50% ～ 65%。生酮饮食是一种高脂肪、极低碳水化合物的饮食，要求碳水化合物供能比只占全天热量的 5% ～ 10%，脂肪供能比提高到 70% ～ 80%，蛋白质供能比为 10% ～ 20%。在严格控制碳水化合物摄入 48 ～ 96 h 后，脂肪不能彻底分解，开始产生酮体，这个过程就是生酮。酮体是 β–羟基丁酸、乙酰乙酸和丙酮三种物质的统称，属于脂肪代谢的中间产物。

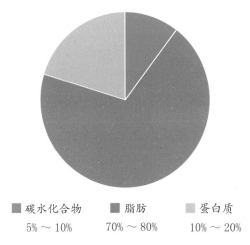

■ 碳水化合物　　■ 脂肪　　▨ 蛋白质
5% ～ 10%　　70% ～ 80%　　10% ～ 20%

生酮饮食三大营养素供能比

生酮饮食最早在 1921 年被提出，是一种治疗儿童抗药性癫痫的主要方法。现代研究发现生酮饮食有利于体重的管理，同时对血糖、胰岛素敏感性、血脂等代谢指标也有很好的调节作用，所以被越来越多地运用到肥胖者、代谢综合征人群的减重中。

若每日热量摄入为 1500 kcal（1 kcal 约等于 4.186 kJ），根据经典生酮饮食要求制订一日食物清单，则需要摄入 117 g 脂肪、37 g 碳水化合物。

食物交换份是指将食物分为六大类，每类食物确定一个交换份，每份食物所含的热量相同，同类食物之间可以任意互换，不同类食物也可以进行交换。常见食物交换份表见表 1–4。

表 1-4　常见食物交换份表

组别	类别	每份质量 /g	脂肪 /g	碳水化合物 /g
谷薯组	谷薯类	25	—	20.0
菜果组	蔬菜类	500	—	17.0
	水果类	200	—	21.0
肉蛋组	大豆类	25	4.0	4.0
	奶类	160	5.0	6.0
	肉蛋类	50	6.0	—
油脂组	硬果类	15	7.0	2.0
	油脂类	10	10.0	—

33. 生酮饮食为什么有助于减重？对健康有益无害吗？

当人体处于酮症状态时，没有足够的葡萄糖提供热量，机体被迫从葡萄糖供能模式转换为酮体供能模式，酮体将代替葡萄糖供能，脂肪被大量分解；同时，酮体作用于大脑，可以抑制食欲，在双重作用下起到减重的作用。并且当膳食结构上以高脂肪、高蛋白的食物为主时，饱腹感增强，总热量摄入会随之降低。

目前很多研究提示，长期生酮饮食对身体会有许多潜在危害（表1-5）。生酮饮食期间严格控制了水果、全谷物和蔬菜的摄入，在非平衡膳食的情况下，植物化学物、叶酸、维生素 A、维生素 E、维生素 B_1、维生素 B_6、钙、镁、铁、钾等营养素的供给减少，若没有及时补充，可能出现营养素缺乏相关体征，如脱发、便秘、易怒等。而当体内蓄积大量酮体，出现酮血症或酮尿症时，轻者会出现恶心、呕吐等症状，重者会脱水，甚至休克，危及生命。所以自行盲目采用生酮饮食减重非常危险，应在专业临床医生和营养师的指导下制订生酮饮食计划并监测执行。

表 1-5 生酮饮食对身体的潜在危害

影响	潜在危害	可能原因
肾	可能会提高肾结石的风险	过多的动物蛋白摄入 尿液 pH 值降低
肝	非酒精性脂肪肝风险提高	过多饱和脂肪、红肉、加工肉摄入 过少膳食纤维和 $\omega-3$ 脂肪酸摄入
心血管	低密度脂蛋白胆固醇增加	饱和脂肪的摄入增加 抗氧化物减少
骨骼	可能导致骨密度下降	高蛋白食物摄入增加
癌症	患癌症风险提高	红肉、加工肉等摄入增加 全谷物、水果和蔬菜摄入减少
其他	便秘、低血糖、维生素和矿物质缺乏	全谷物、水果和蔬菜摄入减少

34. 什么是代餐？它可以代替正餐吗？

《中国超重/肥胖医学营养治疗指南（2021）》提到，短期将代餐代替日常食物可减轻体重，进而改善糖尿病患者血糖、减少代谢综合征和心血管疾病患者心血管事件的危险因素。短期应用代餐食品减重是安全的，不良反应少，耐受性较好。但代餐食品长期应用的有效性并不确定，许多指南并未提及或不建议将代餐食品用于超重/肥胖者的日常管理，其长期安全性仍待进一步研究。

市面上标有减重功效的代餐很多，但并不是每种都能作为减重期间的代餐，完全代替正餐食用。《代餐食品》（T/CNSS 002—2019）

团体标准中对代餐食品做出了明确定义：第一种代餐食品，是为了满足成年人控制体重期间一餐或两餐的营养需要，代替一餐或两餐，专门加工配制而成的一种控制热量的食品；第二种属于部分代餐食品，只能代替部分膳食。第一种全营养减重代餐一般以高蛋白、高膳食纤维、低糖、低脂、营养全面均衡为特点，含有的不饱和脂肪酸对血脂、血糖代谢有明显改善作用。但很多商家不分种类，把它们统一叫作代餐。长期不合理地将代餐代替日常自然食物，可能使人体内的碳水化合物、蛋白质、脂肪摄入不均衡，造成营养不良、代谢紊乱、厌食症等健康问题，甚至会出现体虚、乏力、头晕、胃肠炎、闭经、血脂异常等。

35. 间歇性断食可取吗？

多项临床试验发现间歇性断食可以让体重或多或少下降，但减重效果并不比传统的热量限制效果好，并且在试验结束后的 6 个月或更长时间里继续跟踪记录受试者的体重变化，发现反弹情况是普遍存在的，而且间歇性断食和传统减肥餐在体重反弹量上没有显著差别。不同断食方式比较见表 1-6。

表 1-6　不同断食方式比较

断食种类	进食方式	备注
5∶2 轻断食	5 d 正常吃，1 周内不连续 2 d 低热量摄入	断食日热量摄入为 500 ～ 600 kcal[①]，选择优质蛋白质及全谷物
16∶8 断食	1 d 之内只有 8 h 可以吃东西，另外 16 h 禁食，只能喝水	进食时间尽量安排在白天，热量摄入为 1500 ～ 1800 kcal
隔日断食	1 d 正常吃，1 d 禁食，交替进行	进食日按照《中国居民膳食指南》推荐选择食物

注：① 1 kcal 约等于 4.186 kJ。

虽然适当断食有助于改善代谢，但一项动物试验提示，禁食超过 24 h 可能损害免疫系统。而且断食期间容易出现低血糖，所以在您决定采用断食方式管理体重时，最好做到以下几点。

（1）随身携带糖果，有不适感时及时补充，预防低血糖的发生。

（2）多饮水，不喝冰水。断食日建议每天喝水 3000 mL 以上。

（3）关注身体成分的变化，保持肌肉量。肌肉量下降会引起基础代谢率下降，使减重越来越艰难，后期更容易反弹。

（4）选择合适的断食时间。顺应身体节律，晚间断食能更好地减少总热量摄入，同时对代谢有益。

（5）部分人群不适合断食，如生长发育期的儿童及青少年，哺乳期妇女，糖尿病患者，肥胖者合并慢性肾病、心脏病、肝病等。

临床研究表明，间歇性断食并不能明显减重，还会导致肌肉减少

36. 为了减肥是不是应该晚餐只吃蔬菜或水果？

《中国居民膳食指南（2022）》推荐多摄入蔬果、奶类、全谷物，保证每天摄入不少于 300 g 新鲜蔬菜，其中深色蔬菜应占一半，每天摄入 200 ～ 350 g 新鲜水果。一项基于英国生物样本库 12.6 万人的前瞻性队列研究表明，多吃健康的植物性食物，如全谷物、水果、蔬菜和素食蛋白替代品等，少摄入动物性食物、含糖饮料、小吃、甜点、精制谷物、土豆等，可降低患慢性病风险。

果蔬虽好，但不能贪多。大部分水果和蔬菜中蛋白质含量极少，减重期间长期代替正餐食用会引起蛋白质摄入不足，肌肉量下降，最终导致基础代谢率下降，更容易反弹。

而且过多的水果摄入不会让进食者产生饱腹感，还会给身体带

来其他危害。水果含有较丰富的果糖。研究发现果糖的摄入量与血尿酸水平升高有关。果糖代谢产生的尿酸、丙糖等是脂质合成的原料，过多的游离脂肪酸、甘油三酯、极低密度脂蛋白、甘油二酯等进入体循环，在肝脏中合成脂肪，易引起代谢综合征、脂肪肝等疾病的发生。动物试验还提示果糖本身可诱发及加重肾脏病。

所以超重和肥胖人群不适合长期用水果或蔬菜代替正餐来管理体重。对于果糖成分较高的水果如苹果、无花果、橙子、柚子、荔枝、柿子、桂圆、香蕉、杨梅、石榴等，要特别注意摄入量。

一日三餐该怎么吃呢？你学会了吗？学会了，就赶紧行动起来吧！

37. 医生是如何看待减肥药的?

早在 19 世纪末，西方就出现用药物来治疗肥胖的方法。减肥药种类数不胜数，层出不穷，而安全性问题是整个社会关注的焦点。随着超重和肥胖人群逐渐增多，市面上的减肥药到底哪些有用呢？如何使用才安全呢？表 1-7 列出了常见的减肥药。

表 1-7　常见的减肥药

减肥药	作用机制	撤市原因
芬氟拉明	抑制食欲	会导致心脏瓣膜严重受损
盐酸苯丙醇胺	增加产热，减少食欲	有出血性脑卒中、缺血性脑卒中、心肌梗死、高血压危象等不良反应
利莫那班	抑制食欲和改善肥胖相关的胰岛素抵抗	有神经系统方面不良反应，如癫痫、抑郁、焦虑、失眠、攻击性和自杀倾向
西布曲明	增强饱腹感，抑制食欲	心脏及神经系统方面的严重不良反应

减肥药种类繁多，从上表我们能看出即使是已被批准上市的减肥药都会因不良反应被迫撤市，那些通过网络销售的减肥药更是毫

无安全性可言，随意服用此类药物往往是"用生命来减肥"，危害极大。那目前究竟有没有可以安全使用的减肥药呢?

目前我国唯一批准上市的减肥药只有一种——奥利司他，该药于 2001 年在我国上市，2007 年被批准为非处方药。它属于长效和强效的特异性胃肠道脂酶抑制剂，能够特异性抑制胃肠道中消化脂肪的酶，阻止脂肪在消化道的吸收，从而减少热量摄入，达到控制体重的目的。适应证：肥胖和体重超重者，包括那些出现与肥胖相关危险因素（高胆固醇血症、2 型糖尿病、糖耐量降低、高胰岛素血症、高血压）的人群。使用过程中需要注意：①孕妇、慢性吸收不良综合征患者、胆汁淤积症患者、器质性肥胖者（如甲状腺功能减退者）禁用。18 岁以下儿童及哺乳期妇女不宜使用。②服用奥利司他后出现任何肝功能障碍症状和体征（如食欲减退、瘙痒、黄疸、尿色深、粪便色浅、右上腹疼痛）时，应立即停用奥利司他和其他可疑药品，并检查肝功能。③由于脂肪吸收受限，一些脂溶性维生素（如维生素 A、维生素 D、维生素 E、维生素 K）和矿物质（如钙）也容易吸收不良。长期用药者，需要额外补充这些物质。④开始使用时会有脂肪泻的困扰，建议穿着成人纸尿裤。

此外，氯卡色林、芬特明 – 托吡酯复方片剂、纳曲酮 – 安非他酮复方制剂、利拉鲁肽是目前被美国食品药品监督管理局（Food and Drug Administration，FDA）批准的减肥药，但目前均未被我国批准上市。

体重不是一两天增加的，所以减重必然是一个长期工程，没有捷径可走，如果你确实有使用此类药物的需求，请反复提醒自己：①药物不是想吃就能吃，为了自身安全，必须在医生指导下科学应用。②不要指望一劳永逸地解决肥胖，药物只是严格饮食管理、持续规律运动

减肥药能减多少？你根本不知道

后的补充治疗。③妊娠者禁用所有减肥药。

38. 司美格鲁肽是"减肥神针"吗？

司美格鲁肽，是一种针对胰高血糖素样肽 -1（glucagon-like peptide-1，GLP-1）受体的降糖药。这款药物于 2021 年在我国获批上市，主要用于成人 2 型糖尿病的血糖控制，它可以降低糖尿病伴心血管疾病患者的主要心血管不良事件风险。2021 年 6 月 5 日，美国食品药品监督管理局（FDA）批准司美格鲁肽用于减肥，由此成为"减肥神针"。司美格鲁肽通过减少食欲和饥饿感、减少热量摄入、增加饱腹感、改变食物偏好、延缓胃排空等机制起到减重的作用。但在我国，司美格鲁肽并没有获批用于肥胖的治疗。

在减重效果方面，研究显示肥胖者使用司美格鲁肽 68 周后体重平均减少 15.3 kg，另一项研究显示，司美格鲁肽使用者体重变化平均为减少 15.8%。那司美格鲁肽是完美的神药，无所不能吗？答案是否定的，司美格鲁肽的主要不良反应是胃肠道反应，严重时甚至还会发生胆囊炎、胰腺炎，因此它并不完美，必须遵医嘱使用。除此之外，司美格鲁肽和其他减肥药一样，使用司美格鲁肽减重的人在停药后如不控制饮食，体重也会反弹。虽然反弹幅度小，但是用了药也不可以放纵自己，"管住嘴，迈开腿"更重要。

司美格鲁肽到底能不能减肥？

39. 不遵医嘱使用司美格鲁肽会有什么危害？

司美格鲁肽最常见的不良反应是恶心、腹泻和呕吐，这种消化道反应一般都不会很严重，会逐渐好转，但也有部分人的消化道反应严重，存在严重的厌食，甚至急性胰腺炎、急性胆囊疾病也可能发生，所以不舒服的时候一定要及时停药！必要情况前往医院就诊。除此之外，还会有急性肾损伤等风险。而且体重下降过快或者处于消瘦的状态会导致营养缺乏，会影响月经，还有可能导致脱发。

在动物试验中发现，司美格鲁肽可能会导致甲状腺癌，但目前，它对人的影响还不确定。不过，有甲状腺癌家族史的朋友们就别考虑司美格鲁肽啦！

40. 奥利司他作为目前国内唯一批准上市的减肥药，哪些人适合服用？

奥利司他实际上是一种脂肪酶抑制剂。人体要消化食物脂肪，必须先把食物脂肪分解成可吸收的脂肪酸，这需要消化道内足够的脂肪酶。奥利司他可以与消化道内的脂肪酶结合，让脂肪无法消化。换句话说，就像火车上的座位，奥利司他把脂肪的位置占了，没有位置的脂肪只能下车。

1999 年，奥利司他获得 FDA 批准，成为第一个减肥处方药。2007 年，奥利司他正式被 FDA 改为非处方药，意味着不需要医生的处方，也可以购买。在中国，奥利司他是唯一被国家药品食品监督管理局批准上市的非处方类减肥药。

奥利司他具有减轻体重、维持体重和预防反弹的长期疗效。并且，服用奥利司他可以降低高胆固醇血症、2 型糖尿病、糖耐量降低、高胰岛素血症、高血压的发生率，还可减少脏器中的脂肪含量。

听起来很完美，对不对？那么奥利司他是完美的减肥药吗？答案是否定的，奥利司他只针对脂肪的吸收，也就是说只针对高脂肪饮食者。如果你是碳水化合物摄入过多比如天天几碗热干面导致的脂肪囤积，那奥利司他就无效了。而且能被奥利司他抑制的脂肪有限，大概为30%。如果你觉得吃了药就万事大吉，那是不可能的！

那么，哪些人适合用奥利司他呢？说明书上说得很明确，超重和肥胖人群适合用，也就是BMI ≥ 24 kg/m²的人。有备孕计划的人、孕妇、哺乳期妇女、慢性吸收不良综合征患者、胆汁淤积症患者、器质性肥胖者（如甲状腺功能减退者）、18岁以下儿童，是不宜服用奥利司他的。有高草酸尿症或草酸钙肾结石病史者，应慎用奥利司他。

最后提醒一下，就算完全符合上面的条件，可以吃奥利司他了，但是奥利司他的不良反应比较尴尬，说明书上列出的常见不良反应为：油性斑点、胃肠排气增多、大便紧急感、脂肪（油）性大便、脂肪泻、大便次数增多和大便失禁。也就是我们经常说的"放屁流油"。另外，奥利司他不是每顿都必须吃，如果饭中没多少油脂，可以不吃。奥利司他会影响脂溶性维生素（维生素A、维生素D、维生素E、维生素K）的吸收，建议吃奥利司他的同时补充维生素。

无论如何，药物只是辅助，改变生活方式，调整膳食结构，加强锻炼才是减肥的正确方法。

41. 服用奥利司他后为什么会出现"放屁流油"？

这主要与奥利司他的作用原理有关。奥利司他抑制了脂肪的吸收，没有被吸收的脂肪就会进入大肠，在大肠内的产气菌的作用下，产生含有较多氮、氨的气体，排气就增多了，也就是我们常说的"放屁"。"流油"就更简单直观了，大量脂肪没有被吸收，以油的形式被人体排出。

42. 减重代谢外科是做什么的?

减重代谢外科一开始治疗肥胖,后来治疗 2 型糖尿病,目前主要治疗以肥胖及伴随的代谢性疾病(包括内分泌系统疾病、心血管系统疾病、呼吸系统疾病、生殖系统疾病等)为中心的一系列代谢综合征。该专业学科名称也经历多种变化,先后有肥胖外科、减重外科、糖尿病外科,目前全球最普遍采用的名称是减重代谢外科。美国于1983 年成立美国减重外科协会(American Society for Bariatric Surgery,ASBS),并随着上述专业学科名称演变,于 2007 年更名为美国代谢与减重外科学会(American Society for Metabolic and Bariatric Surgery,ASMBS)。我国于 2012 成立国内首个减重代谢外科学术组织——中国减重代谢外科协会(China Society for Metabolic and Bariatric Surgery,CSMBS)。

目前国内一些医院设立了专门的减重代谢中心,但在大多数医院仍然是由胃肠外科负责减重代谢外科相关治疗的。

减重手术的神奇效果

43. 哪些人适合接受减重手术?

减重手术的适应证因单纯肥胖和 2 型糖尿病而不同。

(1)单纯肥胖者手术适应证:① BMI ≥ 37.5 kg/m^2,建议积极手术;32.5 kg/m^2 ≤ BMI < 37.5 kg/m^2,推荐手术;27.5 kg/m^2 ≤ BMI < 32.5 kg/m^2,经改变生活方式和内科治疗难以控制的,且至少符合 2 项代谢综合征组分,或存在合并症,综合评估后可考虑手术。②男性腰围 ≥ 90 cm、女性腰围 ≥ 85 cm,参考影像学检查提示中心型肥胖,在

多学科综合治疗协作组（multi-disciplinary team，MDT）广泛征询意见后可酌情提高手术推荐等级。③建议手术年龄为 16～65 岁。

（2）2 型糖尿病患者手术适应证：①仍有一定的胰岛素分泌功能。② BMI ≥ 32.5 kg/m^2，建议积极手术；27.5 kg/m^2 ≤ BMI < 32.5 kg/m^2，推荐手术；25 kg/m^2 ≤ BMI < 27.5 kg/m^2，经改变生活方式和药物治疗难以控制血糖，且至少符合 2 项代谢综合征组分，或存在合并症，慎重开展手术。③对于 25 kg/m^2 ≤ BMI < 27.5 kg/m^2 的患者，男性腰围 ≥ 90 cm、女性腰围 ≥ 85 cm 及参考影像学检查提示中心型肥胖，经 MDT 广泛征询意见后可酌情提高手术推荐等级。④建议手术年龄为 16～65 岁。对于年龄 < 16 岁的患者，须经营养科及儿科等 MDT 讨论，综合评估可行性及风险，充分告知及知情同意后谨慎开展，不建议广泛推广；对于年龄 > 65 岁的患者，应积极考虑其健康状况、合并疾病及治疗情况，行 MDT 讨论，充分评估心肺功能及手术耐受能力，知情同意后谨慎实施手术。

哪种情况适合减重手术？

记住这几个数字，科学健康减重

减重手术能否治疗糖尿病？记住 ABCD 原则

44. 哪些人不适合接受减重手术？

减重手术的禁忌证如下。

（1）明确诊断为非肥胖型 1 型糖尿病者。

（2）以治疗 2 型糖尿病为目的且胰岛 B 细胞功能已基本丧失者。

（3）对于 $BMI < 25.0\,kg/m^2$ 的患者，目前不推荐手术。

（4）妊娠糖尿病及某些特殊类型糖尿病患者。

（5）滥用药物、酒精成瘾或患有难以控制的精神疾病者。

（6）智力障碍或智力不成熟、行为不能自控者。

（7）对手术预期不符合实际者。

（8）不愿承担手术潜在并发症风险者。

（9）不能配合术后饮食及生活习惯的改变，依从性差者。

减重手术是想做就能做吗？手术标准很严格！

（10）全身状况差，难以耐受全身麻醉或手术者。

45. 减重手术对消化吸收有哪些影响？

减重手术改变了正常的消化道解剖结构和功能，人为地造成了胃容量减小或肠道吸收面积减少。当胃底被旷置或切除后，胃酸的形成和分泌减少，会影响营养物质的消化。例如蛋白质消化为多肽减少、Fe^{3+} 转化为可吸收的 Fe^{2+} 减少，从而减少了这些营养物质的吸收。因大部分胃组织被切除，故内因子分泌减少，影响了维生素 B_{12} 的吸收。钙、铁、锌、叶酸、维生素 B_1、维生素 D 等营养素的吸收部位主要在十二指肠和空肠上段。当十二指肠和空肠上段被旷置时，这些营养物质的吸收会受到影响。

因此减重手术前需要充分评估患者营养状况，加强围手术期的营养管理，这样才能有效降低营养不良相关并发症的发生风险。

46. 减重手术的效果如何？是否能一劳永逸？

根据目前全球的临床数据及经验，Roux-en-Y 胃旁路术后 1 年，多余体重减少百分比（percentage of excess weight loss，EWL%）为 65% ～ 70%，2 型糖尿病缓解率为 80% ～ 85%。胃袖状切除术后 1 年，EWL% 为 30% ～ 60%，2 型糖尿病缓解率约为 65%。这两种目前应用最为广泛的减重术式在控制 2 型糖尿病及其他代谢性疾病的疗效上要优于药物治疗，在术后 2 年左右尤为明显。虽然随着时间的推移，治疗有效性会逐渐降低，但即使到术后 5 年，效果还是显著优于内科保守治疗。

减重手术后并非可以什么都不做，要想取得良好的治疗效果，只有手术成功是远远不够的，还需要患者遵循医生建议补充维生素、微量元素和钙等；需要制订合理、健康的饮食和运动方案；需要定期复查，及时对术后可能出现的并发症和体重控制不佳等尽早诊断及治疗。

减重手术后可以躺瘦吗？

减重手术后能瘦多快？

47. 减重手术的安全性如何？有哪些并发症？

任何有创性操作都存在出现并发症的可能，减重手术也不例外。

根据目前全球的临床数据，不同减重术式因操作方式迥异，手术相关的并发症发生率不尽相同。总的来说，减重效果越显著，术后的短期及长期并发症发生率就越高。术后短期并发症主要包括术后出血和残胃漏等；长期并发症包括营养相关并发症、胃食管反流、胆道结石和体重反弹等。

作为一种起源于 20 世纪 50 年代的治疗理念，减重手术经过几十年发展，其安全性和有效性都得到了广泛的证实与肯定。而且结合我国国情，我国的减重代谢外科专家共同制订了《中国肥胖和 2 型糖尿病外科治疗指南（2014）》，并不断更新，使得手术尽可能规范化，进一步降低手术相关的并发症发生率及死亡率。目前可以肯定的是，减重手术是一种安全有效的治疗方式。

减重手术影响寿命吗？

胃袖状切除术有哪些风险？

48. 不同肥胖者接受减重手术后，糖尿病缓解效果有差异吗？

一般来说，BMI 常常是影响术后糖尿病缓解效果的重要因素。BMI 越大者，接受减重手术后体重降低越明显，随之包括 2 型糖尿病在内的代谢性疾病的缓解效果越明显。

49. 为什么减重手术可以治疗鼾症、阻塞性睡眠呼吸暂停低通气综合征和肥胖低通气综合征？

　　肥胖容易导致鼾症、阻塞性睡眠呼吸暂停低通气综合征及肥胖低通气综合征，因此，减重应该成为首选治疗。对于极为肥胖的这类疾患人群，尤其是合并高血压、糖尿病等基础疾病的，外科减重手术应该作为首选治疗。

瘦下来就能改善打鼾吗？听听肥胖者的真实经历

50. 减重手术是如何治疗不孕的？

　　研究显示，无论哪种手术方式，减重手术后体重下降明显，患者术后 1 年多余体重减少百分比（EWL%）为 34% ~ 70%，或者 BMI 下降 7 ~ 16 kg/m^2。减重手术除了减重外还能缓解肥胖并发症如糖尿病、高血压、血脂异常等。随着脂肪含量的下降，患者生殖系统及内分泌系统的改变亦会逐渐恢复正常。关于肥胖型多囊卵巢综合征的研究提示，随着体重及 BMI 的下降，患者的激素水平明显改善，恢复排卵。减重手术通过体重的减轻，可改善激素水平，恢复排卵，改善卵子质量，且随着体重的减轻，性生活满意度明显提升，最终治疗不孕。

51. 为什么减重手术能改善性生活质量?

根据美国国立卫生研究院的报道,减重手术后男性和女性的性生活质量均提高,而且是长久的。有一项 2000 多人完成的调查问卷,入组者均为接受了减重手术的重度肥胖者,分别在术前 1 个月和术后连续 5 年对其性需求、性活动、性生活满意度及性功能进行评估,结果显示术后第 1 年,伴随健康状况的改善,患者的性需求、性活动、性生活满意度及性功能都有所改善。到第 5 年,所有指标都有显著的改善,超过一半的患者表示术后性生活更频繁。美国代谢与减重外科学会主席 John M. Morton 说:"很多人不认同肥胖与性功能紊乱有关,但是这项研究表明减重手术带来的益处已经超越了减轻体重、改善肥胖相关综合征和 2 型糖尿病等。"

减重手术引起体重减轻,改善了过度肥胖所致的促性腺激素和雄激素分泌的紊乱,避免了性腺功能减退,睾酮水平得到提高;肥胖相关疾病好转,甚至临床治愈,血管内皮功能变好,身体运动功能更强,社会心理状态恢复正常,因而勃起功能、性欲及性生活满意度相应地获得明显改善。

52. 老年人可以接受减重手术吗?

对于老年人,应主要考虑手术风险、生存时限以及是否可以改变其生活行为习惯等问题。老年人心肺功能可能减退,且常合并其他基础疾病,手术风险可能相应增加,患者的风险和获益比例失衡,所以目前暂不推荐对高龄患者行减重手术。

减重手术的年龄要求

53. 吸脂手术是减重手术吗？

吸脂手术又称为脂肪抽吸术，是利用负压的原理，借助针管或吸引器，将人体局部堆积的皮下脂肪组织吸出体外，达到塑形的目的。这种方法只能改善身体某些部位的形态，对于肥胖以及肥胖所带来的代谢性疾病、妇科疾病、骨科疾病等没有任何治疗作用，而且还有伤口感染、神经损伤、麻醉不良反应等风险。所以吸脂手术不是减重手术。

吸脂不能改变代谢问题

54. 微胖人群可以接受减重手术吗？

微胖一般形容介于肥胖和正常体重之间的体型，即超重（BMI 在 $24 \sim 28 \ kg/m^2$）。对于这类人群，如果没有合并代谢性疾病，是不建议进行减重手术的。而且即使患有 2 型糖尿病，也建议先通过改变生活方式和药物治疗来控制血糖，如果经上述方式仍难以控制血糖，且至少符合额外的 2 个代谢综合征组分或存在合并症，才慎重考虑手术。

简而言之，一般不建议微胖人群接受减重手术，即使合并一些难以控制的合并症，也需要慎重评估后才能开展手术。

女性多重才算微胖？一个公式告诉你

55. 儿童和青少年肥胖有哪些特点？这类人群适合接受减重手术吗？

儿童和青少年肥胖容易伴随焦虑、自卑等心理问题，同时是成人肥胖、糖尿病、心血管疾病及其他代谢性疾病和肿瘤的潜在危险因素。而且由于与生长发育关系紧密，儿童和青少年肥胖的衡量标准有其特殊性，与性别和年龄密切相关（可参考国家卫生健康委员会于2018年颁布的《学龄儿童青少年超重与肥胖筛查》中6～18岁不同年龄男生和女生超重肥胖的判定标准）。

由于减重手术的长期效果取决于术后的行为改变，因此在儿童和青少年术前，需要先考虑其是否有良好的自控能力来接受术后所必需的生活习惯和行为改变。在年龄方面，美国国立卫生研究院建议患者年龄＞18岁。由于肥胖症在儿童和青少年中的发病率越来越高，美国越来越多的医疗中心开始开展儿童和青少年的减重外科治疗。目前所积累的临床资料显示，儿童和青少年肥胖症的减重外科治疗效果不亚于成人。我国已发表的专家指导意见和共识一般要求患者年龄为16～65岁。对于青少年，可根据骨龄和心理成熟程度，灵活掌握患者的入选年龄。

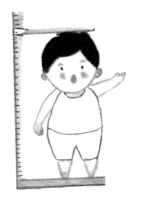
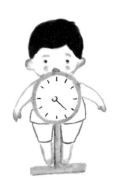

56. 什么是小胖威利综合征？是否可以通过减重手术治疗？

小胖威利综合征临床上一般称为 Prader-Willi 综合征，是一种复杂的多系统异常的临床综合征，主要特征是新生儿肌张力低下，随着年龄的增长，进一步表现为发育迟缓、身材矮小、行为异常、过度肥胖及特征性外貌。

对患有小胖威利综合征的病态肥胖者进行手术治疗，开始于 20 世纪 80 年代。通过 Roux-en-Y 胃旁路术或胃袖状切除术，患者的体重和其他肥胖相关疾病如 2 型糖尿病、高血压、高脂血症等都能获得良好的改善。

第二篇
术前准备

1. 肥胖者在减重手术前需要做哪些准备？

术前除了胃肠手术的术前常规准备外，还需要合理控制血糖和体重，以降低手术难度和风险；治疗并控制其他合并症，以减少手术风险，提高手术治疗效果。

2. 医生通知明天入院，我现在该做哪些准备？

医生通知明天入院，我们需要确认自己的身体状况是不是适合手术，如处在月经期、感冒以及长期口服抗凝药等，需要先咨询医生，医生肯定回答后才可以入院。那么还需要做哪些准备呢？

（1）接到住院通知后，大致了解住院时间，及时向单位或学校请假；同时带社保卡、住院证、病历资料及一般生活用品（如毛巾、牙刷、衣服等）来院。

（2）长期口服抗凝药如阿司匹林、氯吡格雷、华法林等，一定要告知医生。对于拟手术患者，术前凝血功能检查非常关键（常规手术前几天可能需要停用抗凝药，使用其他药物）。

（3）手术前后需家属陪护和照料，家属在围手术期需要有足够的陪护时间。

（4）合并呼吸暂停综合征等者，可携带简易呼吸机。

3. 我可以一个人或者让我的好朋友陪我来医院做手术吗？

家人都不在身边，而我现在非常想做这个手术，那怎么办呢？

《医疗机构管理条例》（2022年修订）第三十二条规定："医务人员在诊疗活动中应当向患者说明病情和医疗措施。需要实施手术、特殊检查、特殊治疗的，医务人员应当及时向患者具体说明医疗风险、替代医疗方案等情况，并取得其明确同意；不能或者不宜向患者说明的，应当向患者的近亲属说明，并取得其明确同意。因抢救生命垂危的患者等紧急情况，不能取得患者或者其近亲属意见的，经医疗机构负责人或者授权的负责人批准，可以立即实施相应的医疗措施。"

减重手术存在一定的手术风险，需要征得家属的支持。实施减重手术时，在征得患者同意后，应当征得其家属或者委托人同意并签字。若情况允许，最好家属或委托人陪同患者来医院。

4. 为什么月经期不建议行减重手术？

月经期是女性的一个特殊生理时期，月经期能否行减重手术呢？其实很多细心的女性朋友们会发现，在手术前，一般医生都会问女性："月经来了没？还有多久来？"这里面究竟有什么学问呢？其实是因为在月经期，女性的身体会发生很多变化，而且手术本身对女性身体是一个伤害，术中和术后会有很多的不确定因素。总结起来，主要有以下几点。

（1）在月经期手术，出血的概率大大增加。在月经期，凝血功能会发生微小的变化，血液中的血小板会减少，凝血因子被激活并消耗，纤维蛋白溶解系统相对亢进，创面出血风险增加。

（2）在月经期，机体抵抗力下降。由于激素的影响，机体免疫力下降，增加了伤口、呼吸系统和泌尿系统感染的风险，不利于患者的恢复。

（3）在月经期手术，不利于术后护理。减重手术一般需要全身麻醉，需要给患者导尿。在月经期，术后不便进行留置导尿管的护理，还有可能增加尿道感染的风险，不可避免地给生活护理带来困难，影响术后护理的质量。

（4）此外，女性在月经期时痛觉更加敏感，一些女性会痛经等，影响医生对术后病情的判断。

因此，择期的手术一般都会避开月经期，并尽量在月经干净以后的 3 ～ 5 d 再考虑进行手术。这样手术效果会比较理想。如果刚好快要到月经期，手术又比较紧急，医生会选择给患者注射黄体酮来暂时延迟月经期，以便顺利完成手术。

5. 哪些常用药物需要停用后才能安排手术?

术前很多药物需要停用才能安排手术，如抗凝药、抗血小板药、降压药等。这些药物需长期服用，不可无故停药，当患者因手术使用相关药物时，为避免与上述药物发生不良反应，可能需要停药。什么情况下一定要停药? 如何停药呢? 总结如下。

（1）抗凝药：临床常用抗凝药包括肝素、低分子肝素、华法林、利伐沙班、达比加群酯等。通常围手术期停用抗凝药主要根据药物的半衰期，必要时结合患者的出血风险、肾功能情况而定，见表 2-1。

表 2-1　常用抗凝药停药时机

药物	出血风险	肾功能	停药时机
肝素（静脉注射）	低	—	术前 4 ～ 6 h
	高	—	术前 4 ～ 6 h
肝素（皮下注射）	低	—	术前 12 ～ 24 h
	高	—	术前 12 ～ 24 h

续表

药物	出血风险	肾功能	停药时机
低分子肝素	低	-	术前 24 h
	高	-	术前 24 h
华法林	-		术前 5 d
利伐沙班、阿哌沙班等凝血因子 Xa 抑制剂	低		术前 24 h
	高		术前 48 h
达比加群酯	低	肾功能正常	术前 24 h
		肾功能异常	术前 48 h
	高	肾功能正常	术前 48 h
		肾功能异常	术前 96 h

（2）抗血小板药：临床常用抗血小板药主要有阿司匹林、氯吡格雷、普拉格雷、替格瑞洛等，停药时机与抗凝药相似，见表 2-2。

表 2-2　常用抗血小板药停药时机

药物	停药时机
阿司匹林	未行 PCI[①]者，术前 7 ~ 10 d
	曾行 PCI 者，尽量缩短停药时间，术前 4 ~ 10 d
氯吡格雷	术前 5 d
普拉格雷	术前 7 d
替格瑞洛	术前 5 d

注：① PCI—经皮冠状动脉介入治疗（percutaneous coronary intervention, PCI）。

（3）降压药：临床常用降压药包括 β 受体阻滞剂、血管紧张素转换酶抑制剂、血管紧张素 II 受体拮抗剂、钙通道阻滞剂和利尿剂。围手术期降压药调整的核心原则是尽可能维持血压稳定。见表 2-3。

表 2-3 常见降压药围手术期用药建议

降压药	用药建议	理由
β 受体阻滞剂	术前不需要停药	可降低术后房颤等心血管事件的发生率，避免术前停用而导致术中心率反跳
血管紧张素转换酶抑制剂、血管紧张素Ⅱ受体拮抗剂	手术当天停药	避免增加围手术期低血压和血管性休克的风险
钙通道阻滞剂	术前不需要停药	可改善心肌氧供需平衡，治疗剂量对血流动力学无明显影响
利尿剂	手术当天停药	可导致血管平滑肌对缩血管药物的反应性降低，增加术中血压控制难度，此外还有可能加重体液及离子的丢失

因此，术前一定不要隐瞒用药情况，同时不要盲目停药，需要和医生及麻醉师充分沟通，保障手术圆满完成。

6. 入院时如何简洁清晰地告知医生自己的身体情况？

除了普通外科常规的现病史、既往史、个人史、家族遗传史外，减重手术前还需要告知医生如下资料：体重增长的时间、速度；日常饮食习惯及饮食嗜好等；是否尝试控制体重，效果如何；2型糖尿病病程及治疗情况；肥胖相关疾病史，包括高脂血症、高尿酸血症、脂肪肝、高血压、冠心病、阻塞性睡眠呼吸暂停低通气综合征、闭经或多囊卵巢综合征等。

只有这样医生才能初步明确患者病情，评估肥胖程度以及肥胖相关代谢性疾病，评价内科保守治疗效果，初步评估患者是否符合手术适应证。以此为基础，医生会就手术方式、预期效果、手术风险、不良反应、应对策略以及大致费用等信息与患者进行初步交流。

7. 术前医生会测量哪些身体指标？这些指标的意义是什么？

术前医生会准确测量如下指标：身高、体重、腰围和臀围。

通过身高和体重可以计算出体重指数，即 BMI，以此来判断你是否属于肥胖，并且确定肥胖等级，粗略评估是否需要接受减重手术。

测量腰围和臀围可以计算出腰臀比，以此来评判是否属于中心型肥胖。若男性腰臀比大于 0.9，女性大于 0.8，可诊断为中心型肥胖。比值越大，说明罹患肥胖及心脏病的风险越大，比体重指数有更大的临床价值。

8. 为什么减重手术前要做胃镜？能不能用其他方法替代？

术前胃镜检查可用于评估患者是否伴有反流性食管炎、炎症级别及有无食管裂孔疝，同时能排除其他器质性疾病。这对评估患者能否接受减重手术及预测预后至关重要。对于术前有消化道症状的患者，强烈建议行胃镜检查。

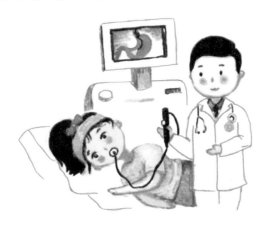

对于存在胃镜检查相对禁忌证或绝对禁忌证的患者，可以考虑行上消化道造影来替代。

9. 胃镜显示糜烂性胃炎，这对减重手术有影响吗？

答案是肯定的。因为无论选择目前常用的哪一种减重术式，都会通过手术缩小胃的体积，这就会涉及对胃壁的切割和缝合。如果在术前检查时发现糜烂性胃炎，那么胃组织的愈合能力就会受到影响，会导致术后并发症——漏的发生率增加。糜烂的严重程度越大，手术风险就越大。所以对于此类患者，一般建议先进行抑酸护胃等治疗，一段时间后复查胃镜，如果糜烂好转，再考虑手术治疗。

10. 检查发现幽门螺杆菌感染会影响手术吗？

幽门螺杆菌（helicobacter pylori，HP）阳性可能增加术后边缘性溃疡的发生率，所以对于拟行 Roux-en-Y 胃旁路术的患者，建议进行 2 周的正规抗 HP 治疗；对于拟行胃袖状切除术的患者，术前是否需要抗 HP 治疗尚无定论，如术前未进行正规抗 HP 治疗，建议术后 3 个月恢复正常饮食后，进行正规抗 HP 治疗。

11. 减重手术前为什么要多次抽血检验？不能一次完成吗？

不能。术前的抽血检验涉及临床多个方面的考虑，其中一些检验项目需要连续测定某些指标一天当中不同时间点的变化或者药物干预前后的变化。抽血检验项目具体包括以下几类。

（1）常规实验室检查：血常规、空腹血糖、血脂、肾功能、肝功能、电解质、凝血酶原时间、国际标准化比值、血型等。这些是几乎所有手术患者都需要进行的常规检查。

（2）测定微量元素、血清铁、维生素 B_{12}、叶酸：对于有营养吸收不良症状或风险的患者，可考虑检测维生素与微量元素水平，以准确评估患者营养状态，并及时干预，避免术后相关并发症的发生，这对于术后的额外补充也具有指导意义。

（3）内分泌功能评估：检测糖化血红蛋白、口服葡萄糖耐量试验、胰岛功能指标、糖尿病自身抗体指标、甲状腺功能指标、性激素、皮质醇等，以明确患者血糖情况及胰岛功能，并排除一些病理性肥胖，如库欣综合征性肥胖、甲状腺功能减退性肥胖等。

12. 肥胖者在接受减重手术前要做哪些影像学检查？

（1）垂体 MRI。

（2）肾上腺 CT。

（3）肝脏 MRI。

（4）上消化道钡剂造影。

13. 做这些影像学检查的目的是什么？

（1）垂体 MRI：在肥胖者接受减重手术前，首先要排除某些特定原因导致的肥胖。垂体瘤引起的激素异常是非单纯性肥胖的重要原因之一，通过垂体 MRI，能够发现微小的垂体肿瘤性病变。

（2）肾上腺 CT：与垂体瘤类似，肾上腺的异常增生、肿瘤均可引起激素分泌异常，进而引起肥胖。肾上腺的异常增生或肿瘤常常表现为肾上腺形态的异常，如肾上腺增粗、肾上腺结节或肿块等。薄层 CT 扫描能够发现肾上腺形态异常的位置，对于肾上腺肿瘤或结节样增生，可判断其数目、大小、形态；通过增强扫描，可进一步区别肾上腺结节状病变的类型，与肾上腺增生结节、肾上腺腺瘤及肾上腺嗜铬细胞瘤等鉴别，为进一步治疗提供依据。

（3）肝脏 MRI：除了皮下及腹腔内脂肪大量堆积外，肥胖会导致脂肪在肝脏等重要脏器中异常沉积，引起脂肪肝。肝脏内脂肪含量超过 5% 即达到脂肪肝的诊断标准。长期的脂肪肝可进一步发展为肝脏纤维化、肝硬化，甚至有恶性肿瘤的发病可能。脂肪肝常常没有明显的临床症状，而先进的 MRI 可以进行肝内脂肪含量的定量评价，为术前评价、术后复查提供依据。此外，明确肝脏的其他疾病如囊肿、海绵状血管瘤、肝硬化等，也是肝脏 MRI 的重要目的。

（4）上消化道钡剂造影：就是我们常说的"钡餐"。通过口服钡剂，在 X 线下显示食管及胃壁的形态、蠕动，对评价胃的大小和形态、胃壁的运动、有无胃食管反流等有重要作用。此外，上消化道钡剂造影还可发现食管及胃壁较大的占位性病变或溃疡。

$14.$ 哪些情况不适合做 CT 和 MRI 检查?

除妊娠者外，CT 检查无绝对禁忌证。但对于需要使用增强 CT 扫描的患者，仍存在相对禁忌证及高危因素，需在医生的指导下完成。

（1）CT 增强相对禁忌证：①碘对比剂过敏；②严重肝肾功能损害；③重症甲状腺疾患。

（2）CT 增强高危因素：①肾功能不全；②糖尿病、多发性骨髓瘤、缺水状态、重度脑动脉硬化及脑血管痉挛、急性胰腺炎、急性血栓性静脉炎、严重的恶病质；③哮喘、花粉症、荨麻疹、湿疹；④心脏病变，如充血性心衰、心律失常等；⑤既往有碘过敏及其他药物过敏；⑥1岁以下小儿及60岁以上老人。

MRI是利用原子核在磁场内发生磁共振产生的信号来显示人体层面解剖和某些病理、生理变化的成像方法，具有无电离辐射损伤、任意方向层面成像、软组织分辨率高等优点，但因检查室内存在强磁场，所以具有特殊的禁忌证。

（1）MRI绝对禁忌证：①带有心脏起搏器、神经刺激器、人工金属心脏瓣膜等的患者；②带有动脉瘤夹者（非顺磁性如钛合金除外）；③有眼内金属异物、内耳植入、金属假体、金属假肢、金属关节、体内铁磁性异物者；④妊娠3个月内者；⑤重度高热者。

（2）MRI相对禁忌证：①体内有金属异物（如金属植入物、假牙、避孕环）、使用胰岛素泵等的患者如必须进行MRI检查，应慎重考虑或取出后再检查；②需要使用生命支持系统的危重患者；③癫痫患者（应在充分控制症状的前提下进行MRI）；④幽闭恐惧症者，如必须进行MRI检查，应在给予适量镇静剂后进行；⑤不合作者，如小儿，应在给予适量镇静剂后进行；⑥孕妇和婴儿应在征得医生、患者及家属同意后再行MRI检查。

15.CT和MRI检查为什么分平扫和增强？为什么要做增强检查？

（1）CT和MRI平扫：指的是单纯的扫描，不使用增强对比剂。可以很好地显示脏器本身的形态、密度、信号特征，也可发现一些密度、信号差异较大的病变。

（2）CT 和 MRI 增强：在扫描的同时，静脉注射对比剂，增加病变与正常组织间的密度或信号差异，即形成对比。垂体、肝脏内的病变血供程度与正常组织不同，但平扫时可能与正常组织没有明显差异，尤其是体积较小的病变。不同病变的强化程度、方式各不相同，通过增强，提高病灶与周围组织的分辨率，不仅可以发现平扫发现不了的病灶，还可进一步获取更多鉴别诊断信息，对于明确病变性质十分重要。

16. CT 和 MRI 增强可能会出现哪些不良反应? 可能在什么时间出现?

通常来说，不良反应多发生于增强检查后，对增强中使用的对比剂过敏，多为对 CT 增强中的碘对比剂过敏；对 MRI 增强使用的钆对比剂发生不良反应的比例相对较低。

根据不良反应的严重程度，可分为轻度、中度、重度。其中轻度不良反应发生率最高，主要表现为恶心、呕吐和荨麻疹。中度不良反应较少，表现为全身性的反应，如低血压、短暂的轻度继发性心动过速、血管迷走神经反应和轻度支气管痉挛。重度不良反应发生率很低，但某些时候会危及生命，主要包括低血压迷走神经反应、中度和重度支气管痉挛、喉头水肿、癫痫发作、重度低血压和过敏性休克，潜在的充血性心力衰竭患者还可能出现肺水肿。曾经有碘对比剂过敏或多种物质过敏者较容易发生不良反应，需慎用碘对比剂或在医生指导下使用。

使用碘对比剂另一种常见的不良反应是对比剂肾病，是指排除其他原因后，血管内注射碘对比剂 3 d 内出现肾功能损伤（血肌酐升高 25% 或 44 μmol/L），常见于肾功能不全患者。

根据发生的快慢，不良反应分为急性不良反应（注射 1 h 内）、迟发不良反应（注射后 1 h 到 1 周）和晚发不良反应（注射 1 周后）。多发生急性不良反应，其中 70% 发生在注射碘对比剂 5 min 内。有些即使 1 h 内发生了不良反应，后续还会出现一系列迟发不良反应。迟发不良反应多为皮肤反应，包括血管性水肿、荨麻疹、丘疹和红斑等。

17. 为什么一些部位需要做 CT，而另一些部位需要做 MRI？

垂体：垂体位于垂体窝内，是一个功能较复杂的类椭圆形腺体。成人垂体高度不超过 1 cm，包括腺垂体、神经垂体及垂体柄三部分，不同部位病变的性质和对人体的影响各不相同。垂体各部分在 CT 上密度大致相仿，腺垂体和神经垂体之间没有明确分界，所以 CT 仅能显示垂体整体的形态、大小。而 MRI 能够清楚分辨垂体内各个结构，从而精准定位病变位置。对于微小的垂体肿瘤，增强 MRI 比增强 CT 更敏感，检出率更高。

肾上腺：CT 和 MRI 均可清晰显示肾上腺形态和结构。临床上多采用 CT 扫描，相比于 MRI，CT 的优势在于扫描时间短、层薄。肾上腺位于腹部且体积较小，扫描过程中微小的呼吸运动即可干扰成像，产生伪影，导致不能准确评价肾上腺。CT 扫描时长显著短于 MRI，对受检者屏气的要求降低，产生伪影的概率大大降低。

肝脏：减重手术前行肝脏影像学检查的主要目的为排除肝脏病变和评价肝脏脂肪含量。对于肝脏病变的诊断，MRI 与 CT 作用相似，但 MRI 具有一些独特的优势，如在所有医学影像学检查中，MRI 对软组织的对比分辨率最高，部分 CT 中密度差异不明显的病变，MRI

对其敏感性更高。MRI无放射性损害，适用于特殊人群（如青少年、孕妇及碘剂过敏者）及需要长期密切随访复查的患者（如肿瘤患者）。但单次MRI耗时较长、对患者配合度的要求高、费用较高，一定程度上影响了其临床应用。对于肝脏脂肪含量，MRI和CT均可精确测量，但脂肪比例较低时，MRI准确性更高。

18. CT 的辐射剂量大吗？会对身体有很大影响吗？

接受X线、CT检查时，会受到一定的辐射。辐射对人体的危害取决于辐射剂量，以西弗（Sv）为单位。事实上，大家一直生活在辐射环境中，在一般情况下，天然辐射的剂量最大。据联合国原子辐射效应科学委员会估计，全世界人均天然辐射的剂量约为 2.4 mSv/年，我国人均天然辐射的剂量约为 2.3 mSv/年。此外，吸烟、乘飞机等均会受到一定剂量的辐射。

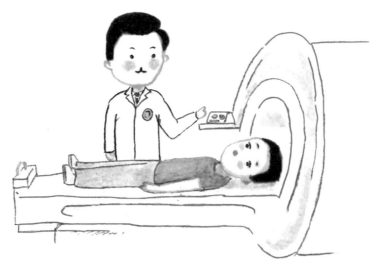

通常一次胸部X线检查的辐射剂量为 0.1 mSv，等于抽一包烟的

辐射剂量。随着 CT 成像技术的发展，单次 CT 平扫 + 增强的辐射剂量仅与一次胸部 X 线检查的辐射剂量相当，而 CT 平扫的辐射剂量更低。

辐射损伤是指一定量的电离辐射作用于机体后，引起的病理反应。急性辐射损伤是一次或短时间内接受大剂量辐射所致的，主要发生于事故性辐射。在慢性小剂量连续辐射的情况下，值得重视的是慢性辐射损伤，主要由于 X 线工作人员平日不注意防护，较长时间接受超允许剂量辐射。长期接受 X 线辐射会对人体造成很多伤害，如自主神经功能紊乱、造血功能低下、晶状体混浊、精子生成障碍，甚至诱发肿瘤等。X 线损伤是医护人员最常见的辐射损伤。

19. 什么是 MDT？为什么 MDT 对于减重代谢外科非常重要？

MDT 的中文含义是多学科综合治疗协作组，即医院充分利用自身资源，综合多个专科的优势与特色为患者提供诊疗支持。MDT 对于减重代谢外科极其重要。

术前评估应由 MDT 进行，一般以减重外科医生、内分泌科医生、精神心理科医生和营养科医生为核心成员，同时根据患者具体情况邀请麻醉科、呼吸内科、心内科、妇产科、骨科、放射科等专科的医生联合会诊，目的在于明确是否符合手术指征、有无手术禁忌证、评估手术风险以及讨论如何降低手术风险。

手术过程中，在外科医生实施手术操作时，需要麻醉科医生保驾护航。对于部分伴有严重心肺功能不全的患者，术后需要转至重症监护室进行观察及治疗。

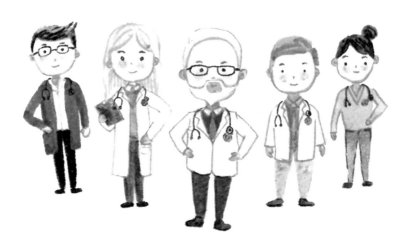

　　患者术后顺利恢复、避免术后远期并发症、保证减重效果等仍然与 MDT 密切相关，只有密切的随访与复查才能取得最佳的治疗效果。

20. 阻塞性睡眠呼吸暂停低通气综合征或肥胖低通气综合征的患者在减重手术前后是否需要呼吸支持治疗？

　　近年来，鼾症肥胖者接受减重手术得到了广泛的认可和推广，并且受到高度重视。手术安全及并发症的防范是我们必须认真考虑的问题，尤其是对于 BMI $> 40 \, kg/m^2$，同时合并严重并发症的鼾症患者，气道评估以及基础疾病的治疗是必须高度重视的。有条件的医疗单位在减重手术前给予患者无创正压通气治疗，这对于基础疾病的治疗、纠正低氧血症和二氧化碳潴留、保证围手术期的安全性是具有积极作用的。

21. 如果医生建议我参加临床研究，我该怎么办？

医生建议我参加临床研究，这不是让我做"小白鼠"吗？我该怎么办呢？

在决定参加临床研究之前，知情同意是向你提供有关研究关键信息的过程，这一过程包括2个部分——知情和同意。先来说说知情，研究小组的医生会用通俗易懂的语言向你介绍整个临床研究的详细信息，包括目的、治疗方案、流程、研究可能带来的风险及益处、需要的检查等。然后是同意，在充分了解临床研究的详细信息后，你有充分的时间考虑是否参加临床研究，并在完全自愿的情况下，签署知情同意书。

知情同意是决定参加临床研究前第一件要做的事情，也是充分保障参与者权益的关键。即使签署了知情同意书，你也可以随时退出临床研究。我们需要充分了解以下内容。

（1）关于研究的问题：研究目的是什么？涉及的治疗方案及检查有哪些？为什么研究人员认为这个治疗方案可能比现在使用的方案更好？以前有研究过吗？我能知道研究结果吗？

（2）关于治疗的问题：如何决定我接受哪种治疗方案？我需要接受这种治疗方案多久？研究期间，谁会知道我的治疗方案？研究期间，谁监测我的健康情况？如果治疗方案有效，我可以在研究结束后继续接受该方案的治疗吗？研究结束后，有长期随访吗？

（3）关于风险和获益的问题：研究的风险、不良反应和获益，与目前的治疗方案相比如何？研究潜在的获益是什么？研究潜在的风险和不良反应是什么？

（4）关于权利的问题：我的隐私将如何保护？如果我决定退组会怎么样？

（5）关于费用的问题：我是否需要支付治疗或检查的费用？如果我在研究期间出现问题，我该怎么办？谁来承担相应的治疗费用？

（6）关于日常生活的问题：参加研究会影响我的日常生活吗？我需要多久去一次医院？在研究期间，我必须住院吗？如果是，需要住多久？

综合考虑以上问题后，相信你对于是否参加临床研究已经有了自己的想法了。

第 三 篇
手 术 相 关

1. 减重手术开展了多少年？技术成熟吗？

1925 年，英国医生 Leyton 观察并报道胃空肠吻合术后患者糖阈得到改善，由此减重代谢外科开启了近百年的发展历程。减重代谢外科在美国起源于 20 世纪 50 年代，随着微创外科技术的进步以及病例的积累，减重手术数量自 20 世纪 90 年代后期开始快速增加。其中 1998 年美国全年进行的减重手术数量为 12775 例，在 2019 年达到了 25.6 万例。

我国减重代谢外科事业起源于 2000 年郑成竹教授开展的第一例腹腔镜垂直胃绑带术。随着我国肥胖人群逐年增加，2000—2005 年全国多地区相继成立减重代谢外科，2012 年中国医师协会外科医师分会肥胖和糖尿病外科医师委员会（China Society for Metabolic and Bariatric Surgery，CSMBS）成立后，在全国范围内倡导严格把控手术适应证及规范手术操作，促进了我国减重代谢外科的健康发展。据 CSMBS 不完全统计，手术总例数由 2011 年的 1250 例增至 2015 年的 6862 例，开展减重代谢外科的医院由 2013 年的 21 所增至 2015 年的 168 所。中国肥胖代谢外科数据库的数据显示，2020 年我国纳入统计的减重手术量已达 12837 例（推算实际手术量为 14037 例）。

减重手术是成熟的手术吗？

2. 目前临床上普遍应用的减重术式有哪些？为什么能起到减重的作用？

目前被纳入《中国肥胖及 2 型糖尿病外科治疗指南（2019 版）》的标准减重术式有以下 3 种：胃袖状切除术、Roux-en-Y 胃旁路术、胆胰转流十二指肠转位术。其中，标准的胆胰转流十二指肠转位术因术后并发症发生率较高，被其他的改良术式逐步代替。总体来说，减重手术是通过限制胃容积，来减少进食量、减少营养物质在肠道的吸收。不同术式有不同侧重。

手术减重的两点原理

3. 如何选择一个适合自己的术式？

一个适合患者个体的术式需要满足以下要求。

（1）患者的病情：BMI、合并的代谢性疾病如糖尿病情况（用药、病程及控制情况）、年龄等。

（2）患者的家族史以及疾病史：术前必须详细了解患者的自身情况、消化道肿瘤家族史和未来可能会罹患的疾病，以免因某种术式造成的特定解剖结构改变给患者带来长远的潜在风险。

（3）患者的家庭及社会经济地位：是否能够坚持随访？是否对切割胃、改变胃肠道的生理结构以及潜在风险具备理解能力？

（4）术者自身因素：医院规模、术者病例数的累积以及学习曲线的过渡。

4. 以前做过可调节式胃绑带术，现在出现了手术并发症，该怎么办？

胃绑带术后并发症主要有以下几种。

（1）恶心、呕吐：这是术后第一年最常见的并发症。术后即出现恶心、呕吐，多为麻醉药物反应、束带过紧、术后胃壁水肿或束带位置不当等导致的；后期出现恶心、呕吐则常为患者进食过快、胃束带注水过多导致的。术后应使用胃镜检查束带位置是否适宜、有无流出道梗阻情况发生，并在早期常规使用止吐药物加以预防。

（2）切口感染：肥胖者腹部脂肪较厚，手术易导致脂肪液化、坏死，局部感染灶形成，同时因患者多合并糖尿病，易存在继发感染。术后可通过预防性使用抗生素、严格控制血糖等措施，降低切口感染的发生率。

（3）胃绑带/注水泵移位：多为术中胃绑带/注水泵包埋固定不当造成的，术中应确切固定、包埋胃束带/注水泵以降低其发生率。若术后发生此情况，应立即手术进行调整。

（4）胃小囊或食管下端扩张：如术后早期发生，则多为手术缺陷所致，与束带移位有关；远期发生，则与患者过量摄食或术中胃小囊设定容积过大有关。术中将胃小囊容积控制在 10 ～ 15 mL。确切包埋胃绑带是避免胃小囊扩张的根本措施。若术后发生此情况，应进行手术来调整胃绑带位置及胃小囊容积。

5. 用达·芬奇机器人做减重手术是否可行？有什么优势？

目前常用的减重术式如 Roux-en-Y 胃旁路术和胃袖状切除术均可用达·芬奇机器人完成。达·芬奇机器人的优势主要体现在以下几个方面。

（1）精准：达·芬奇机器人具有高清三维成像系统，高分辨率的立体腔镜可以将手术切口内的影像放大 10～15 倍，相比于普通腔镜的二维成像，手术医生可以更好地把握操作距离，更清晰地辨认组织结构，提高手术的精准度。

（2）精细：相比传统腔镜只能在 4 个自由度上进行操作，达·芬奇机器人的仿真手腕器械可以在 7 个自由度上操作，它突破了人手的局限性，比人手更灵活、更精细，尤其是在狭窄的手术空间内，操作更有优势。

（3）微创：开阔的视野、精准的操作，使得达·芬奇机器人手术对正常组织的损伤更少，患者术中出血更少，痛苦更小，住院时间更短，恢复更快。

（4）安全：人手的颤动会增加术中组织脏器的损伤，达·芬奇机器人的控制器会自动滤除震颤，使器械更稳定、更好地保护神经和血管，让手术更安全。并且术中医生采取坐姿，减少因疲劳导致的失误，尤其是长时间、复杂的手术。

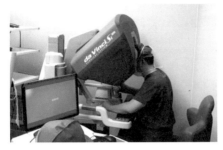
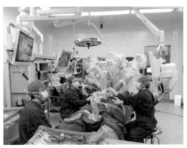
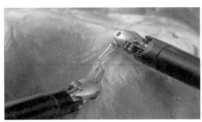
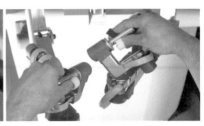

6. 胃袖状切除术的优缺点及适应证是什么？

（1）优点：手术操作简单，保留原胃肠道解剖关系，减重效果较好，对 2 型糖尿病患者的糖代谢及其他代谢指标改善程度较好，并发症少，术后恢复快。

（2）缺点：术后可能加重或引发胃食管反流病和轻度的营养不良。对 2 型糖尿病、阻塞性睡眠呼吸暂停低通气综合征、难以控制的高血压等较严重并发症的缓解效果不如 Roux-en-Y 胃旁路术。

（3）适应证：不同减重术式的适应证无明显差异，在满足减重手术适应证的情况下再根据患者的病情及个体需求选择具体的术式。减重手术适应证：①病程≤ 15 年，空腹血清 C 肽≥正常值下限的 1/2。② BMI：BMI ≥ 32.5 kg/m², 积极手术；27.5 kg/m² ≤ BMI < 32.5 kg/m²，考虑手术，合并至少 2 个肥胖相关的代谢性疾病，如糖尿病、高血

压、高血脂、阻塞性睡眠呼吸暂停低通气综合征、非酒精性脂肪肝、多囊卵巢综合征、变形性关节炎等；$25.0 \text{ kg/m}^2 \leqslant \text{BMI} < 27.5 \text{ kg/m}^2$，慎重手术，即使合并至少上述 2 个肥胖相关的代谢综合征组分。③腰围：男性 $\geqslant 90 \text{ cm}$，女性 $\geqslant 85 \text{ cm}$，酌情提高手术推荐等级。④年龄：$16 \sim 65$ 岁。⑤对于 $\text{BMI} \geqslant 50 \text{ kg/m}^2$ 的重度肥胖者或者心肺功能不全、不能耐受较长时间麻醉及手术者，可分步进行减重手术，先行胃袖状切除术，待体重下降、身体情况好转后再行 Roux-en-Y 胃旁路术。胃袖状切除术常用于轻中度单纯肥胖、轻中度肥胖伴非严重并发症、重度肥胖一期手术。

7. 为什么胃袖状切除术是现今手术量增长最快的减重术式？

胃袖状切除术在减重代谢外科发展早期，操作相对简单、并发症少，作为超级肥胖者的先期手术，而没有被认为是治疗的最终手术。2000 年以后大量临床数据证实其术后短期疗效与 Roux-en-Y 胃旁路术相当，因而逐渐被广泛开展。在术式选择方面，以降低体重为目的的肥胖者，胃袖状切除术更具优势，不但可以达到与 Roux-en-Y 胃旁路术相似的治疗效果，出现并发症的风险也要低于 Roux-en-Y 胃旁路术。这也是近年来胃袖状切除术占比不断升高的重要原因之一。《中国肥胖代谢外科数据库：2022 年度报告》显示，胃袖状切除术占所有减重手术总量的 87.8%，见表 3-1。

表 3-1　2008—2022 年中国肥胖代谢外科手术推算数量

术式	2008	2009	2010	2011	2012	2013	2014	2015	2016	2017	2018	2019	2020	2021	2022
Roux-en-Y胃旁路术	10	30	395	850	1660	3132	2920	2350	1830	1729	2380	1851	976	1505	1117
单吻合口/迷你胃旁路术	0	0	0	0	0	0	0	0	0	0	0	75	100	537	760
胃袖状切除术	10	30	60	165	240	777	2200	3221	4201	5119	6233	7386	10669	19846	25642
胃袖状切除联合手术	0	0	0	0	0	48	30	110	49	15	560	646	1064	1999	1618
可调节胃束带术	97	220	185	135	45	36	0	1	0	0	0	0	7	1	1
胃底折叠术	0	0	0	0	5	113	90	10	32	10	5	0	30	103	11
空肠回肠旁路术/（大胃囊）胃肠吻合术	0	0	0	0	0	0	0	400	100	1880	1200	1500	850	581	650
十二指肠转位术/单吻合口十二指肠回肠旁路术+袖状胃切除术	0	0	0	0	0	0	0	0	0	0	0	10	145	311	6
胃内球囊手术	0	0	0	0	0	0	0	0	0	0	0	9	12	58	15
修正手术	0	0	0	0	0	0	0	0	100	110	120	134	182	237	248
其他	0	0	0	0	0	0	0	0	28	79	77	89	2	30	3
总数	117	280	640	1150	1950	4106	5240	6092	6340	8942	10575	11700	14037	25208	30071

注：数据来源于《中国肥胖代谢外科数据库：2022 年度报告》。

减重手术对身体有什么危害?

8.Roux-en-Y 胃旁路术的优缺点及适应证是什么?

（1）优点：为减重代谢外科最常用、有效的术式，除减重效果显著外，对糖代谢及其他代谢指标改善程度也较高，可作为减重代谢外科首选术式。

（2）缺点：手术操作相对复杂、需改变胃肠道生理结构、术后并发症相对多，如营养不良、倾倒综合征、吻合口溃疡等。另外，由于胃肠道结构改变，Roux-en-Y 胃旁路术后无法行胃镜检查。

（3）适应证：基本手术适应证与胃袖状切除术相同。基于其特点，Roux-en-Y 胃旁路术常用于中重度单纯肥胖、中重度肥胖伴严重并发症、其他代谢手术失败或复胖后的二期手术。

9. 为什么 Roux-en-Y 胃旁路术是手术治疗 2 型糖尿病的首选术式?

Roux-en-Y 胃旁路术除减重效果十分显著外，缓解糖尿病的效果也十分显著。术后 1 年，多余体重减少百分比（EWL%）为 65%～70%，2 型糖尿病缓解率为 80%～85%。胆胰转流十二指肠转位术后 1 年，多余体重减少百分比（EWL%）为 70%，2 型糖尿病缓解率达到 95%～100%。但后者的术后并发症发生率和死亡率均高于 Roux-en-Y 胃旁路术，因此综合比较，Roux-en-Y 胃旁路术为治疗 2 型糖尿病的首选术式。

10. 胆胰转流十二指肠转位术的优缺点及适应证是什么?

（1）优点：在减重和代谢指标控制方面均优于其他主流术式，可以纠正胰岛素抵抗。术后 1 年，多余体重减少百分比（EWL%）为 70%，2 型糖尿病缓解率达到 95% ～ 100%。

（2）缺点：此手术操作难度较大，且随着共同肠道长度缩短，营养不良风险相应增加，术后营养相关并发症多，并发症发生率及死亡率均高于其他术式。

（3）适应证：基本手术适应证与胃袖状切除术相同。虽然胆胰转流十二指肠转位术在减重及改善肥胖并发症的作用上均十分突出，但是其严重的术后并发症将影响患者生活质量，因此，此术式正逐渐被淘汰。

11. 什么是超级肥胖? 为什么这类患者要做 2 次减重手术?

当 BMI $\geq$ 50 kg/m^2 时，即为超级肥胖。超级肥胖者往往有严重的并发症，如 2 型糖尿病、阻塞性睡眠呼吸暂停低通气综合征、心功能不全、非酒精性脂肪肝、肝功能不全、高血压等。此情况下患者对麻醉及手术的耐受性降低，一次性完成复杂的减重手术后，并发症发生率及死亡率增加。

采用两步法，第一步先进行简单的胃袖状切除术，初步减轻患者体重、缓解相关并发症；第二步再进行更为复杂的 Roux-en-Y 胃旁路术等。研究报道，通过两步法对超级肥胖者减重，手术风险及术后并发症发生率下降，且减重效果较一步法更为显著。

12. 为什么减重术式层出不穷？

减重手术发展到现在已经有 70 多年的历史了，在现代医疗技术的支持下，不论是手术的安全性还是手术效果都有了充分的保障，而它的术式也在不断探索、创新、改良和淘汰。目前减重手术主要分为三大类——限制摄入型、减少吸收型和联合型。限制摄入型作用机制为缩小胃腔容积，减少进食量；减少吸收型作用机制主要是减少十二指肠和上段空肠的吸收面积；联合型即联合进行缩小胃腔和转流的术式。每种术式都有各自的优缺点，适合不同的目标人群。手术者也在对各种术式进行改良，以期在取得最好疗效的前提下尽量减少术后并发症风险。

13. 目前有哪些新的减重方式？各有哪些优势？

除了国内常用的 2 种减重术式——胃袖状切除术和 Roux-en-Y 胃旁路术外，近年来出现了一批新的减重术式，它们各有优劣，术者一般会根据患者的实际情况选择合适的术式。

（1）胃袖状切除术联合手术又称为"胃袖状 +"手术，是一种在胃袖状切除术基础上衍生的减重术式，目前正在使用的有"胃袖状切除术 + 空肠旁路术""胃袖状切除术 + 十二指肠回肠转流术""胃袖状切

除术 + 单吻合口十二指肠吻合术"。它们的基本原理都是在限制进食的同时减少小肠的吸收长度。优点在于能保留胃幽门，减少胃肠道吸收，术后较少出现倾倒综合征，而缺点在于术后胃食管反流病的发病率增加。

（2）单吻合口胃旁路术是国际减重与代谢外科联盟推荐的标准减重术式。该手术在胃小弯侧制作一狭长胃囊，距十二指肠悬韧带 200 cm 处行空肠胃囊侧侧吻合。其吻合位置低，吻合口张力小，可一定程度减少胆汁反流性食管炎和胃炎的风险，技术难度低于 Roux-en-Y 胃旁路术。

（3）胃内球囊置入术可用于轻中度肥胖者的体重控制，总体重减少百分比为 6% ～ 15%，美国代谢与减重外科学会也将其列为标准术式。该术式的优点：在门诊即可完成操作，不需要胃镜检查、麻醉等，4 ～ 6 个月后球囊会自动溶解，对人体影响较小。

（4）减孔 / 单孔腹腔镜是微创手术发展到一定阶段的产物，是一种微创技术手段。说起腹腔镜微创减重手术，肥胖者肯定不陌生。标准的减重手术是在腹部打 5 个小孔，对胃肠道重组，术后让肥胖者吃得少并且吸收少，从而体重下降并且有效控制体重，避免开腹手术留下的巨大瘢痕。随着减孔 / 单孔腹腔镜技术的发展，术者尝试用更少的孔（小于 5 孔）完成减重手术，特别是新开创的单孔减重手术以肚脐为入口，进入腹腔内进行减重手术操作，术后不会遗留明显瘢痕，具有创伤更小、更美观的优势。

当然无论哪种减重术式，都有自己的优缺点，具体采用何种术式要根据患者的情况来决定。

14. 现在的胃内球囊置入术和几十年前的有什么不同?

　　传统的减重手术是用"减法"减胃,而胃内球囊置入术是通过"加法"占据胃内容积,减少胃腔有效容积而减少进食。与减重手术相比,胃内球囊置入术的优势在于不需要手术、无创、简便易行、安全性好、接受度高、可重复置入、花费更少。20 世纪 80 年代,美国食品药品监督管理局(FDA)批准的全球首款胃内球囊是需要通过胃镜置入及取出的。随着医学技术的发展,现在的球囊多为可溶性球囊。患者吞服一颗胶囊,球囊预压缩在胶囊中,该球囊与输注导管相连。球囊被送入胃内,导管另一端留在体外,胶囊进入胃部后迅速溶解,然后通过导管体外端向球囊内注入生理盐水。充盈完毕后,导管从球囊上分离,球囊自封闭阀关闭,充盈的球囊便占据胃内空间,完成球囊置入。经过 4 ～ 6 个月,球囊会自行溶解,球囊残留物经肠道自然排出,不造成消化道梗阻。

胃内球囊置入术后多余体重减少百分比(EWL%)为 10% ～ 15%

15. 什么是修正手术? 哪些人可以做修正手术?

　　肥胖的修正手术是指初次减重手术后减重失败或发生严重并发症,再次行相同类型或改行其他类型的减重手术。胃袖状切除术后减重效果、代谢性疾病改善不佳及术后复胖者,若影像学检查及内镜检查见袖状胃囊明显增大,且无反流症状,可选择单纯的修复手术,将增大的胃囊修正为大小合适的胃囊即可,如修正胃袖状切除术；也可选择改行其他手术，如 Roux-en-Y 胃旁路术、胆胰转流十二指肠转位术、单吻合口迷你胃旁路术、单吻合口十二指肠回肠旁路术、十二指肠空肠旁路术、单吻合口十二指肠空肠旁路术等以胃袖状切除术为基础的衍生手术。对于因严重的术后并发症（如胃切缘漏、胃食管反流病等）而须行修正手术者，多选择改行其他手术，改变初次手术后的解剖结构以取得治疗效果，Roux-en-Y 胃旁路术及胆胰转流十二指肠转位术均可。

在改行其他手术的指征方面，减重效果不佳及术后复胖的范围并未统一，部分专家认为以多余体重减少百分比（EWL%）为准，< 50% 为减重效果不佳，也有专家指出 < 25% 才为减重效果不佳。对于复胖，也未明确提出具体概念，需要进一步研究来得出统一标准。必要时需 MDT 决定治疗指征及方案，遵循检查、检验结果及 MDT 意见，选择适合患者的术式。

16. 什么是加速康复外科？减重手术如何体现加速康复外科的理念？

加速康复外科是以循证医学证据为基础，以减少手术患者的生理及心理创伤应激反应为目的，通过外科、麻醉科、护理科、营养科等多学科协作，对围手术期的临床路径予以优化，从而减少围手术期应激反应及术后并发症，缩短住院时间，促进患者康复的一种综合治疗策略。这一优化的临床路径贯穿住院前、手术前、手术中、手术后、出院后的完整治疗过程，其核心诊疗理念是以服务患者为中心。

减重手术主要通过贯穿住院前咨询至术后随访的多学科团队合作体现加速康复外科的理念。患者有手术意向时可进行咨询，了解治疗流程；住院后内分泌科、营养科、呼吸科等科室的医生检查评估患者病情、治疗患者基础疾病、调整患者身体状态、制订详细治疗方案；手术科室和麻醉科合作完成手术；术后患者返回内分泌科或手术科室进行术后恢复，并由营养科制订术后饮食方案；出院后，定期随访并建立绿色通道以方便患者复查。

17. 术前伴胃食管反流病的患者，减重术式有何特殊性？

胃食管反流病是胃或十二指肠内容物反流入食管引起的疾病，是一种食管胃动力性疾病。肥胖本身是胃食管反流病发生的危险因素之一。如持续发展，可导致严重并发症，如食管狭窄、溃疡、出血及巴雷特（Barrett）食管，Barrett 食管为癌前病变。还可能发生食管外的并发症，如酸性喉炎、呼吸道痉挛、肺损伤等。

至于胃袖状切除术与胃食管反流病之间的关系，目前存在很大争议，部分研究发现胃袖状切除术后会引起新发的或加重原有的胃食管反流病；而另一部分研究则认为胃袖状切除术与术后新发胃管反流病无显著关联，甚至减重手术后体重下降可能使原有的胃食管反流病症状缓解。目前对于术后的胃食管反流病，治疗上以药物治疗（抑酸药）为主，当药物治疗无效时，可考虑行 Roux-en-Y 胃旁路术。

对于术前已存在胃食管反流病的肥胖者来说，Roux-en-Y 胃旁路术是减重及缓解胃食管反流病症状的首选术式。术前应明确胃食管反流病的病因，若病因为食管裂孔疝，术中应行食管裂孔疝修补术。

18. 全身麻醉是一种什么样的体验? 会影响大脑吗?

全身麻醉指的是使用相关药物之后，身体的中枢神经系统受到一定程度的抑制，患者意识消失，是一种可逆的功能抑制状态。这其实和深睡眠比较类似，你除了会做梦外，几乎是没有任何意识的。同时，这些药物的协同作用会让患者呼吸持续抑制以及不会记住与疼痛相关的刺激。

全身麻醉对大脑没有特殊影响，对神经系统发育完全的成人基本上零影响，但对于神经系统未发育完全的孩子，有短时间内失去记忆的可能，后期没有特殊影响。全身麻醉的过程是可控和暂时的，麻药不会对大脑的结构和功能产生长期的影响，随着麻药体内代谢完全，其作用也会消失，不会产生持续的影响。全身麻醉后脑供血会受到一定的影响，大脑会发生一过性的缺血，出现脑功能障碍，但这种影响是一过性的，随着意识和行动能力的恢复，机体会很快恢复到正常的生理状态。

减重手术的麻醉风险

全身麻醉起效有多快?

19. 为什么手术时需要插导尿管?

手术时插导尿管的原因是多方面的，主要是为了术中输大量液体后不造成膀胱损伤，其次是为了准确计算尿量等。

减重手术时需要全身麻醉，全身麻醉后人体不能自行排尿，而术中需要输注大量的液体来维持血液循环。插导尿管就不会导致因生成的太多尿不能排出而对膀胱造成损伤。再就是可以准确计算尿量，对患者肾功能做大概的评判。不是所有的手术都需要插导尿管，手术时间短、术中出血少、补液少的手术就完全可以不用插导尿管。随着减重手术微创化以及麻醉技术的发展，部分减重中心为了减轻患者不适，开始尝试术中不插导尿管。

20. 减重手术切下的标本为何要送病理检查？

原则上术中切下的标本应进行常规病理检查以进一步明确诊断，有助于术后治疗方案的制订。若肥胖者伴有胃肠道器质性病变，术中标本的病理检查有助于明确患者病情，选择最佳术式及术后治疗方案。

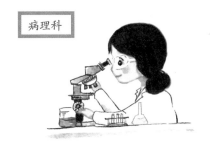

病理科

身体发肤，受之父母。切下来的胃能带回去吗？

第 四 篇
术后恢复

1. 为什么有些患者减重手术后需要在重症监护室观察治疗？

重度肥胖者（BMI $\geq 50 \text{ kg/m}^2$）术前大多并发高血压、高血脂、阻塞性睡眠呼吸暂停低通气综合征等严重疾病。这些严重并发症导致患者心脏功能及呼吸功能较差，在经过麻醉及手术刺激后，术后恢复能力差，容易发生循环障碍和呼吸障碍。为避免术后严重并发症及帮助患者顺利恢复，建议此类患者术后应保留气管插管并在重症监护室观察治疗，待情况稳定后可转至普通病房。

2. 为什么术后有些人需要留置腹腔引流管，而有些人不需要？

术后留置腹腔引流管主要有 2 个作用。一是观察作用：消化道手术最常见的并发症为消化道漏及出血。通过留置腹腔引流管观察引流物的性质，可以及时发现上述并发症，若引流液中出现消化道内容物，如食物残渣或消化液（胆汁、肠液、胰液等），往往提示可能出现消化道漏，而引流液中有血液则提示出血的可能。医生可通过观察引流液的性质和引流量的变化对患者的病情做出判断，及时调整治疗方案，促进患者的恢复。二是引流作用：通过放置腹腔引流管可充分引流腹腔内残余的积血、积液、积脓、术后渗出液、坏死组织，防止上述物质积聚而导致继发感染、出血等。因此，在腹腔手术中留置腹腔引流管有重要的作用。

是否留置腹腔引流管主要取决于术后发生并发症的风险及手术类型，

术后住院期间不良反应

如涉及胃肠道的手术（包括减重手术），因为有胃及肠管之间的吻合，存在消化道漏的风险，所以多数情况下需要留置腹腔引流管。另外，对于那些涉及感染病灶的手术，如化脓性阑尾炎手术，通过留置腹腔引流管可以将残留物引流至体外，避免感染进一步加重，有利于患者恢复。

3. 为什么术后需要进行心电监护？

心电监护能够监测患者的心率、血压、呼吸以及血氧饱和度等重要生命体征。心电监护主要目的是在监护过程中及时发现病情变化，帮助医生、护士及时判断患者病情，并给予抢救和治疗。术后几天是一段特殊的生理时期，麻醉、手术等一系列干预措施使机体处于应激状态，这段时期容易诱发或加重一些隐匿或已经存在的疾病，如心脑血管疾病、呼吸系统疾病等，从而出现心脑血管意外、呼吸功能障碍等严重并发症。另外，这段时期也是手术早期并发症（如出血）的高危期。通过心电监护可以及时发现患者机体的异常，尽早进行干预，远离上述危害。

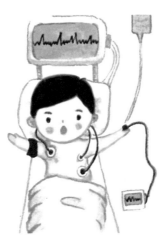

4. 为什么麻醉清醒后不能立即喝水？

减重手术在全身麻醉状态下进行，术后患者的消化功能及吞咽功能需要一定时间恢复，在没有完全清醒情况下喝水容易发生呛咳，堵塞呼吸道，造成危险。同时，减重手术为胃肠道手术，其吻合口在胃及肠道，术后过早进食进水不利于胃肠道吻合口愈合。

5. 为什么术后会呕吐？

减重手术后呕吐的原因有以下几点：①减重手术在全身麻醉状态下进行，吸入麻醉药可引起部分患者术后恶心、呕吐。②减重手术为胃肠道手术，手术过程中胃肠道受到牵拉，刺激迷走神经，患者术后可能恶心、呕吐。③术后使用的部分镇痛药（阿片类）可引起呕吐。④减重手术缩小了胃的容积，术后短期内进食过快或相对过多可引起呕吐。

所以不需要过于担心术后呕吐，及时对症处理，使用止吐药一般可以缓解。

6. 为什么术后会反酸、烧心？

减重手术中切除了大部分的胃组织，术后碱性胆汁、胰液、肠液易反流入胃或食管下段，从而引起碱性反流性胃炎或反流性食管炎。主要症状为上腹部或胸骨后烧灼痛、呕吐胆汁等。对于碱性反流性胃炎，可通过服用胃黏膜保护剂、胃动力药及胆汁酸结合药等治疗。对于反流性食管炎，可采用少食多餐、进餐后适当活动等方法来减轻症状，同时可根据具体症状服用抑酸药。

7. 为什么术后需要使用抗凝药，而且医生会建议尽早下床活动？

减重手术后使用抗凝药的目的是预防下肢深静脉血栓形成。术中全身麻醉导致周围血管扩张，血液流速减慢；全身麻醉使下肢肌肉完全麻痹，失去收缩功能；术后因切口疼痛和其他原因卧床休息，下肢肌肉处于松弛状态，导致血流滞缓，诱发下肢深静脉血栓形成。下肢深静脉血栓形成后，轻者出现下肢疼痛，重者则出现肺栓塞，危及生命。

肥胖者因缺乏运动、喜食高脂食物而血液黏稠度高。全身麻醉及术后行动不便、长期卧床等，均会增加下肢深静脉血栓形成的概率。因此，术后需使用抗凝药并建议尽早下床活动以预防下肢深静脉血栓形成。

8. 术后多久可以下床活动？

术后下床活动时间应根据手术类型和患者恢复情况决定。对于减重手术后患者，总的原则是鼓励，但不强求。一般术后第二天（计算天数时不包括手术当天），根据自己恢复情况，可以下床适当活动，下床活动时一定要量力而行，并且做好充分的防护，以防跌倒。若无法下床活动，也要在床上适当翻身、活动下肢，以利于术后胃肠道功能恢复，预防褥疮及下肢静脉血栓形成等并发症。

减重术后第三天，她下地到处跑了！

9. 为什么术后进食半流质食物会腹胀，甚至呕吐？有办法预防吗？

术后过早进食半流质食物或恢复期进食半流质食物速度过快均可能导致胃出口阻塞，从而出现腹胀或呕吐。因此，为预防腹胀、呕吐等情况发生，术后根据身体恢复情况按全流质饮食→半流质饮食→软食→普食顺序进行食物选择，进食速度宜放慢，每餐进食时间约为半小时，同时遵循少食多餐、细嚼慢咽的原则。

10. 为什么术后进食糖类会有出冷汗、心悸等不适？

这是由于倾倒综合征，常见于 Roux-en-Y 胃旁路术后。Roux-en-Y 胃旁路术的特点之一是通过改变胃肠道正常生理结构，缩短了食物进入小肠的时间。当属于高渗性食物的糖类快速进入小肠时，机体为保持渗透压平衡而使体内大量水分进入小肠，导致体内血容量不足，从而有出冷汗、心悸、血压下降、恶心、呕吐、腹泻等症状。

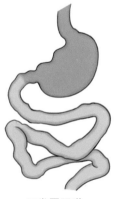

正常胃肠道

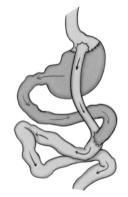

Roux-en-Y 胃旁路术后胃肠道

因此，Roux-en-Y 胃旁路术后，进食后如有症状，应平卧，尽量进食营养丰富且易消化的固体食物，少食多餐，并避免进食过甜、过咸、过浓食物和乳制品，饮水和流食可在两餐之间而不在餐时进服。

11. 术后要多久才能切口拆线？多久能洗澡？

术后的切口拆线时间一般根据切口所在部位、局部血液供应情况、患者年龄、营养状况等决定，具体如下。

（1）头、面、颈部：头、面、颈部血运丰富且皮肤相对较薄，此处切口生长较快，术后 4～5 d 基本就可拆线。

（2）下腹部、会阴部：如疝气、阑尾相关的手术，拆线时间一般在术后 6～7 d。

（3）胸部、上腹部、背部、臀部：如胃、胆囊相关的手术，拆线时间在术后 7～9 d。

（4）四肢和关节附近：因为关节活动度较大、皮肤制动不良，这类切口拆线时间一般在术后 12～14 d；如果切口在四肢且不是活动部位，拆线时间也可在术后 10～12 d。

（5）减张缝合切口：一般情况下至少在术后 14 d 拆线才相对更安全。

对于青少年患者，可适当缩短拆线时间。对于年老、营养不良患者，可延迟拆线时间，也可根据患者的实际情况间隔拆线。对于减重手术患者，若切口愈合良好，一般术后 7 d 可以拆线。

由于切口拆线后还会留下针眼，如果短时间内洗澡，很可能会导致针眼部位感染，影响切口愈合。拆线后应观察切口部位，如果没有出现发红、肿胀、疼痛等症状，2 d 左右就可以洗澡。在洗澡时尽量选择淋浴，避免使用刺激性的沐浴露，避免用手过度揉搓切口部位，洗澡后要保持切口部位的清洁干燥。如果拆线后切口出现红肿、疼痛、渗液或者化脓，尽量不要洗澡，应及时到医院处理，避免切口感染加重，影响愈合。

减重手术的切口能有多小？

减重手术的切口愈合后是什么样的？

12. 为什么术后会感到切口发痒？

术后由于局部组织生长、神经修复、神经末梢刺激，切口周围感觉异常，常常表现为切口愈合时的瘙痒、麻木或蚁爬感等。只要保持切口清洁、干燥，随着切口愈合、神经恢复，这种感觉异常大多会自然消失。需要注意的是，当出现切口发痒情况时，还应警惕切口是否感染。切口感染时也会局部瘙痒，还会伴有红肿、疼痛、发热等情况，有时甚至切口或针孔处有炎性分泌物流出，这时一定要及时给予抗感染等对症处理，控制感染，促进切口尽快恢复。另外，如果在切口局部使用了某些药物或者敷料，患者对药物或敷料过敏也会出现皮肤瘙痒，有时还会出现皮疹、红斑、水肿、水疱等表现，需要停止用药或移除敷料，可以通过保持切口清洁干燥，服用抗过敏药治疗。

13. 胃袖状切除术究竟会加重还是缓解胃食管反流病症状?

目前对于此问题的结论存在较大争议,部分研究表明胃袖状切除术可缓解胃食管反流病症状,而部分研究结论则完全相反。目前对胃食管反流病的发病机制、治疗效果缺乏统一的评判标准,从而导致不同研究使用的标准存在差异,最终导致结果出现差异。因此,目前没有明确证据表明胃袖状切除术会加重或缓解胃食管反流病症状。Roux-en-Y 胃旁路术是已经得到证实的伴有胃食管反流病或食管裂孔疝的严重肥胖者的首选术式。

第 五 篇
出 院 随 访

1. 为什么建议接受减重手术的患者终身随访？

减重手术是目前国内外临床研究公认的、有效的中重度肥胖治疗手段，不仅可以有效地减轻体重，同时对于合并症，如高血压、糖尿病、高血脂等有很好的效果。但是由于减重手术本身改变了胃肠道结构，在一定程度上影响营养物质的吸收，如患者术后管理不当，可能出现维生素和（或）微量元素缺乏、蛋白质吸收不良、复胖等，进而出现各种营养不良的症状。这就需要专业人士对术后患者进行长期营养状况和饮食评估，为其提供合理的饮食指导和建议，对于可能缺乏的营养元素及早干预，进行适当的补充。同时给患者提供合理并行之有效的运动建议和个性化的心理支持，让患者对于体重的控制有足够的信心，并监测患者的体重变化。因此，长期随访不仅可以避免患者术后出现营养不良，还能监测患者减重效果并避免复胖。

在长期随访患者营养状况的同时，专业人士可以对患者的合并症进行监测和管理，并根据患者情况指导和调整用药，有利于了解减重手术对合并症的治疗效果。终身随访也可以监测减重手术后可能出现的远期并发症，如骨质疏松、骨折、继发性甲状旁腺功能亢进症、排便习惯改变、肾结石、胆结石、抑郁症等。

因此术后的规律随访对于改善患者预后有重要作用。

为什么减重手术后需要随访？

2. 术后该怎样定期返院复查? 都需要做哪些检查?

（1）建议行胃袖状切除术和 Roux-en-Y 胃旁路术的患者于出院后的第 4 周进行随访，此后在第 3、6、12、18、24 个月随访，以后每年随访 1 次。

（2）合并 2 型糖尿病者需要注意监测血糖，根据血糖水平及时调整降糖方案。建议术后 1 年内，每 3 个月评估糖化血红蛋白、空腹血糖、餐后 2 h 血糖、胰岛素及 C 肽水平；同时在术后半年及 1 年时分别行糖耐量试验（同步查血糖及胰岛素、C 肽水平），明确评估胰岛 β 细胞功能，此后根据患者糖代谢状态决定复查间隔。需要注意的是，极少数接受胃袖状切除术的患者术后可能出现反复发作的低血糖，此时应进行非胰岛素瘤胰源性低血糖综合征、人为因素、医源性因素、倾倒综合征及胰岛素瘤等病因的筛查。

（3）建议术后 1 年内每 3 个月评估血脂、血尿酸水平，根据病情决定降脂药物及降尿酸药物的使用。此后根据患者血脂、血尿酸水平决定复查间隔。为避免贫血、营养不良的发生，需定期监测血常规、肝功能、电解质、血清铁离子、铁蛋白、总铁结合力等生化指标，同时定期监测维生素 B_{12}、维生素 D、微量元素及骨密度等指标。

减重手术后常规定期复查情况见表 5-1。

表 5-1　减重手术后常规定期复查表

复诊项目	术后 1 个月	术后 3 个月	术后 6 个月	术后 1 年
营养、运动调查及健康教育[①]	√	√	√	√
身高、体重、腹围、臀围[②]	√	√	√	√

复诊项目	术后1个月	术后3个月	术后6个月	术后1年
血常规	√	√	√	√
血生化（包括肝功能、肾功能、电解质、血脂、胆固醇、尿酸等）	√	√	√	√
空腹血糖	√	√	√	√
糖化血红蛋白（糖尿病患者）	–	√	√	√
空腹血清胰岛素+C肽	√	√	√	√
糖耐量试验（糖尿病患者）	–	–	√	√
维生素B$_{12}$+叶酸	√	√	√	√
维生素D	√	√	√	√
甲状腺功能③	–	–	√	√
血清铁+总铁结合力	√	–	√	√
胃镜	–	–	–	√
上消化道碘水造影（排除碘过敏）	–	–	–	√
肝胆胰脾超声	–	–	–	√
其他（根据需要或上次检查结果补充）	–	–	–	–

注："√"为术后不同时间必须检查项目；"–"为术后不同时间非必须检查项目。

①如果需要可增加次数；②自行测量并记录；③术前甲状腺功能异常者至少每3个月复查1次。

提醒：术后请严格按照时间（术后1个月、3个月、6个月、1年、1年半、2年，2年以后每年常规体检）定期复查。

3. 术后随访时，医生为什么会要求做上消化道碘水造影？

上消化道碘水造影是吞服碘造影剂后，通过碘造影剂经食管到达胃、十二指肠的显影过程进行上消化道疾病诊断的方法。

减胃手术后行上消化道碘水造影，可判断手术吻合口有无吻合口漏，观察残余胃的形态、大小及评估胃肠壁的蠕动。由于胃的容积可随饮食习惯发生变化，因此随访过程中通过上消化道碘水造影评估残余胃的大小变化，对肥胖者具有重要价值。

4. 上消化道钡剂或碘水造影之前，受检者需要做哪些准备？有哪些注意事项？

（1）检查前 6～8 h 禁食，尽量少饮水；检查前 1 d 起禁服含有金属元素的药物（如钙片等），减少高纤维食物及难消化食物的摄入，如竹笋、青菜、粗粮等。

（2）检查开始前口服产气粉。检查过程中按照医生指令吞服钡剂或碘水，配合检查。

（3）检查开始前请耐心等待，未得医生同意不要吃任何东西，也不要离开，少数患者当日下午还须复查。

（4）检查时最好穿没有纽扣的衣物。

（5）消化道大出血期间不做检查，待出血停止 2 周后进行检查。

（6）怀疑肠梗阻、肠穿孔的患者及胃肠术后患者仅可行上消化道碘水造影。

（7）检查后建议大量饮水，有助于钡剂或碘造影剂排出。上消化道钡剂检查后会排出白色粪便，为正常现象。

5. 术后为什么需要长期补充蛋白粉、复合维生素、钙剂等？

按减重机制，减重手术可分为 3 类：限制进食量类、减少肠道营养吸收类以及二者结合类。按解剖方式，也可分为 3 类：仅改变胃解剖结构类、仅改变肠道解剖结构类以及同时改变胃和肠道的解剖结构类。目前全球范围内施行的减重手术方式按数量由多到少依次为：胃袖状切除术、Roux-en-Y 胃旁路术、修正手术、胆胰转流十二指肠转位术及改良术式。

这些手术的减重原理主要是通过减少胃容积限制食物摄入，或使食物绕过大部分胃、十二指肠、空肠上段从而减少营养物质的吸收，但是在减轻体重的同时也可能存在某些营养物质的缺乏。

蛋白质是人体重要的组成成分。减重代谢手术后，由于胃容量显著减少以及食用富含蛋白质的食物（如肉类）有困难，因此蛋白质摄入量会显著减少。而且大多数蛋白质的吸收发生在十二指肠和空肠，因此减少肠道营养吸收的减重手术可能进一步阻碍蛋白质吸收。蛋白质缺乏的后果包括贫血、水肿、脱发和肌肉量下降。而保证每日 $60 \sim 80\,g$ 的蛋白质摄入，不仅可以避免必需的瘦体组织过度丢失，还有利于富含脂肪的组织减少，是减重手术后营养监测的重点之一。蛋白粉凭借高蛋白质含量和优异的消化吸收特性成为机体摄入蛋白质的重要来源。

此外，减重手术导致经口摄入的食物减少及胃、小肠的吸收能力改变，使多种维生素和微量元素的吸收减少，尤其是维生素 B_{12}、维生素 B_1、叶酸、铁、钙。维生素 B_{12} 需要与胃黏膜细胞分泌的内因子结合形成复合物后才能被回肠吸收。减重手术后，由于大部分胃被切除，内因子产生减少，同时胃黏膜与食物接触的面积和时间均缩短，易导致维生素 B_{12} 缺乏。由于人体可储备 $12 \sim 18$ 个月生理需要量的维生素 B$_{12}$，因此其缺乏常发生于减重手术 2 年后，术后应坚持补充并进行长期、规律的实验室监测。Roux-en-Y 胃旁路术、胆胰转流十二指肠转位术及改良术式均改变了胃肠道结构，而维生素吸收的主要部位在小肠，增加了维生素缺乏的风险，从而导致相关的维生素缺乏病症。

膳食钙的最佳吸收部位为十二指肠，行 Roux-en-Y 胃旁路术、胆胰转流十二指肠转位术及改良术式后食物不通过十二指肠，影响钙的吸收。胃肠道结构的改变也会影响维生素 D 的吸收，维生素 D 摄入不足会进一步加重缺钙，继而容易出现骨质疏松、骨折及继发性甲状旁腺功能亢进等并发症，因此减重手术后需要长期补充复合维生素和钙剂。

为什么术后要补充蛋白粉、维生素？

如果没有补充蛋白粉、维生素，会出现哪些不良反应？

6. 术后的营养治疗原则有哪些？

从决定做减重手术起，就应该改变自己的进食习惯，如减慢进餐速度，细嚼慢咽，用小碗、小盘子进餐，定时定量、有规律进食等，这样术后才能更好地适应膳食结构的变化。

减重手术后，胃容积出现断崖式的缩小，所以应该少食多餐，循序渐进，每餐由少到多，由稀到稠。术后按照全流质饮食→半流质饮食→软食→普食逐步过渡。术后 1 个月以流质饮食为主，营养不足时建议补充全营养特殊医学用途配方食品。术后 2 ～ 3 个月过渡到半流质饮食，然后是软食，再到普食。

减重手术后应长期补充多种维生素与微量元素，并定期检测，有针对性地补充营养素。

减重手术后应以手术方式为基础，由营养师参与制订阶段性标准化饮食方案，患者可以定期向营养师咨询相关情况。

适合减肥健身的 8 种优质主食，值得收藏

术后这么吃，健康又苗条！

7. 术后流质饮食、半流质饮食和软食如何制作?

流质饮食为液体状态，刚开始应少渣、少刺激性，可先从米汤开始，然后是蔬菜汁、果汁、蛋花汤等。后期可以自己做匀浆膳，即将主食、蔬菜、荤菜煮熟后用搅拌机打碎成流质状食用。

流质饮食推荐食谱见表 5-2。

表 5-2　流质饮食食谱

分类	食谱	图示
早餐	米汤 150 mL+ 乳清蛋白粉 10 g	
加餐	全营养粉 25 g+ 乳清蛋白粉 10 g，配成 150 mL 液体	
中餐	脱脂奶 150 mL（乳糖不耐受者可选择舒化奶）	
加餐	全营养粉 25 g+ 乳清蛋白粉 10 g，配成 150 mL 液体	
晚餐	去油鱼汤 150 mL	150 mL 米汤
加餐	全营养粉 25 g+ 乳清蛋白粉 10 g，配成 150 mL 液体	

半流质饮食为半流动状态，可选择各种粥、烂面条、豆腐脑、鸡蛋羹、葛根粉、藕粉、土豆泥、菜泥、胡萝卜泥、肉泥等。

半流质饮食推荐食谱见表 5-3。

表 5-3　半流质饮食食谱

分类	食谱	图示
早餐	小米粥＋蔬菜泥＋鱼泥	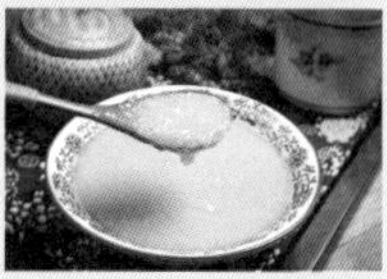
加餐	全营养粉 25 g＋乳清蛋白粉 10 g，配成 150 mL 液体	
中餐	鸡蛋羹＋南瓜泥	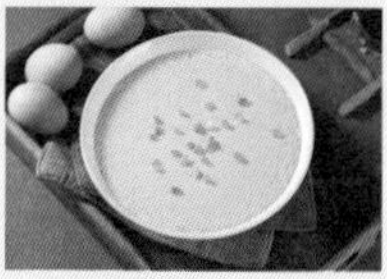
加餐	全营养粉 25 g＋乳清蛋白粉 10 g，配成 150 mL 液体	
晚餐	软面条＋豆腐脑＋胡萝卜泥	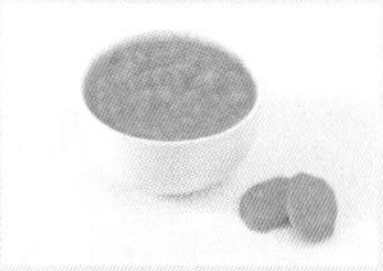
加餐	全营养粉 25 g＋乳清蛋白粉 10 g，配成 150 mL 液体	

软食的制作原则是在烹调前先将食物切细剁碎，再烹调，使食物细软，易消化，如软饭、猪肝菜叶汤、蒸鱼、水煮豆腐、虾丸、煮水果等。

如何选择全营养粉和乳清蛋白粉，请咨询营养师。

术后饮食如何管理？这三个阶段很重要

8. 术后普食如何制作？

减重手术后普食的制作原则是低盐、低脂、低热量，平衡膳食，热量要控制在 1500 kcal/d 以下，推荐食谱见表 5-4。

表 5-4　普食食谱

分类	食谱
推荐食谱 1	
早餐	牛奶麦片（高钙脱脂奶粉 25 g、麦片 40 g），蚝油（少量），生菜（100 g）
加餐	坚果 15 g
中餐	玉米糙米饭（70 g），彩椒炒牛肉（牛肉 50 g、彩椒 50 g），菠菜豆腐汤（豆腐 100 g、菠菜 150 g），醋拌黄瓜（黄瓜 100 g），油 5 g，食盐 2 g
加餐	苹果 100 g
晚餐	小米红豆粥（60 g），冬菇蒸鸡（鸡 100 g、鲜冬菇 25 g），水煮油菜（油菜 150 g），油 5 g，食盐 2 g
推荐食谱 2	
早餐	水饺（5 个），凉拌三丝（紫甘蓝、莴苣、胡萝卜共 100 g）
加餐	水煮蛋（1 个）
中餐	番茄意面（70 g），无油煎黑椒龙利鱼（100 g），蒜蓉西兰花（250 g），油 2 g，食盐 2 g
加餐	葡萄 100 g
晚餐	蒸红薯（200 g），青豆虾仁（青豆 50 g、虾仁 100 g），杏鲍菇小白菜汤（杏鲍菇 50 g、小白菜 150 g），油 5 g，食盐 2 g
推荐食谱 3	
早餐	无糖豆浆 250 mL，2 片全麦面包，凉拌秋葵（100 g），白水煮蛋 1 个
加餐	柑橘 100 g
中餐	黑米红豆糙米饭（70 g），蒸鱼（100 g），虾皮醋熘圆白菜（250 g），油 5 g，食盐 2 g
加餐	脱脂奶 250 g
晚餐	藜麦糙米饭（60 g），青椒木耳香干（青椒 50 g、木耳 10 g、香干 50 g），番茄蛋汤（番茄 150 g、鸡蛋 1 个），油 5 g，食盐 2 g

续表

分类	食谱
	推荐食谱 4
早餐	蔬菜牛肉荞麦面(牛肉 50 g、荞麦面 40 g)
加餐	柚子 100 g
中餐	燕麦糙米饭(70 g),酱牛肉(牛肉 100 g),紫菜虾皮蛋花汤(紫菜 10 g、虾皮 5 g、鸡蛋 1 个),油 5 g,食盐 2 g
加餐	开心果 15 g
晚餐	无糖八宝粥(60 g),清蒸鲈鱼(100 g),凉拌金针菇海带丝(金针菇 100 g、海带 150 g),油 5 g,食盐 2 g

9. 减重手术后可以随便吃吗?

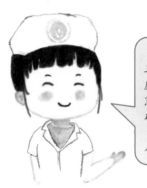

　　饮食不均衡容易导致发胖。很多人喜欢吃高热量食物,对蔬菜、水果等健康食物吃得很少,这会加剧肥胖。像洋葱这样的蔬菜,虽然很多人不喜欢,但确实是理想的减肥食物。
　　要减肥就先别挑食了,为自己选一个健康食谱,多吃果蔬吧。

　　减重手术只是减重的第一步,术后必须有长期营养管理的计划。我们的目标是科学减重,既让体重持续下降,也保证人体基本的营养需求。显然随便吃是不能达到这个要求的。肥胖者原来为什么肥胖?正是因为原来的膳食结构是不科学的。

术后切记遵医嘱!否则后果很严重!

10. 术后吃饭的速度该如何把握？

减重手术后因为胃容积减少及消化吸收功能的变化，细嚼慢咽更利于食物中的营养吸收。术后 3 个月对多数食物有较好的耐受性时，仍然保持细嚼慢咽，更利于减重。

肥胖者为什么肥胖？很大一部分原因是进餐速度太快。进餐速度影响食物的摄入量，进餐速度越快，摄入量越多。美国罗德岛大学的一项调查显示，吃饭速度快的人往往比细嚼慢咽的人要胖些。

建议：每口嚼 20 ～ 30 次再咽，每进食 1 次便放下筷子，一餐饭进食时间不少于 30 min。

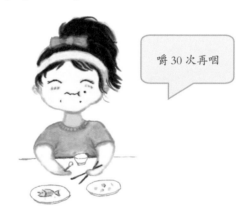

11. 术后需要戒掉口味重的毛病吗？

盐是使体重增加的一个重要原因。长期摄入盐过多，容易导致体重增加。盐本身不含热量，但摄入多了会导致脂肪堆积、水肿（尤其是腿部和眼部），还会引起青春痘，刺激身体对甜食的渴求。盐使人更容易感到饥饿和口渴，会刺激食欲，使摄入量增多。菜肴的含盐量越多，主食会吃得越多，总摄入量也会增加。

　　建议：不吃咸腌菜，少用各种酱料，如辣椒酱、豆瓣酱等。菜熟了快起锅时再放盐，可用酱油代替盐，薄薄地铺一层在菜表面。

　　另外，少选择加工食物和方便食物，这类食物为了保质期的需求而含盐量较高。

清淡饮食是什么？

12. 术后一日三餐该如何合理安排呢？

　　减重手术后 3 个月的一日三餐建议如下安排。

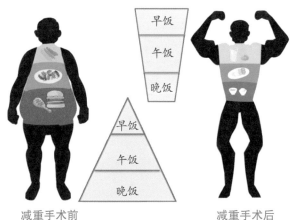

减重手术前　　　　　　　　　　　　减重手术后

　　（1）早餐吃好。不能不吃早餐，早餐必须认真吃，早餐必须有高蛋白。高蛋白的意思是蛋白质丰富的食物占一半。如牛奶和鸡蛋，饭量大的男性，牛奶 1 杯，鸡蛋 1 个；饭量小的女性，牛奶半杯，鸡蛋半个。早餐的重要性超出你的想象。认真吃早餐，那么一整天你都不会吃过量，因为身体只要适应了在早上摄入热量，其他时间段对热量的需求就会减少。

　　（2）午餐吃饱。午餐吃最多。一日三餐中，午餐是最重要的一餐，午餐的食物量最多、热量最高、食物种类最丰富，是三餐中最饱的一餐。所以聚餐最好安排在中午。

（3）晚餐吃少。晚餐比早餐和午餐都要吃得少。一日三餐中，晚餐是最不重要的一餐，晚餐的食物量最少、热量最低、食物种类最少，是三餐中最不饱的一餐，稍微感觉有点饿是最好的。晚餐吃得过饱，比早餐、午餐更容易引起肥胖。中国人肥胖的原因很大一部分是晚餐过量，如果不改掉这个习惯，即使做了减重手术也会复胖。

建议：晚餐定量，不暴饮暴食，在19点前吃完，以素为主，不吃高脂肪、高热量食物。

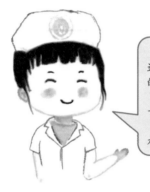

一个小蛋糕、一块小饼干、一个小坚果，这些看似热量不大的食物却会让你掉进发胖的陷阱。

睡前2～3h不应该再进食，不仅有利于减重，而且有益于保护肠胃。

如果实在饥饿难耐，可以吃少量低糖水果。

13. 术后一日三餐如何搭配？

早餐建议：1～2份蛋白质，1份粗杂粮，1份水果或者蔬菜。为了形成小鸟胃，可以将水果或煮鸡蛋放在上午10时加餐吃。食谱举例：①1个鸡蛋，1杯脱脂牛奶，1片全麦面包，1个苹果；②牛奶泡全麦麦片，1个鸡蛋，1个苹果。

午餐建议：1/2份蔬菜，1/4份肉类，1/4份主食。食谱举例：①1碗青菜叶，1小碗蒸鱼块，1碗小米粥；②1碗水煮冬瓜肉丸，1小碗蒸南瓜。

晚餐的食物比例和午餐相似，可以尝试减少肉类或者主食的摄入。食谱举例：①1碗杂粮豆粥，1小碗蔬菜；②1个薯类，1小碗豆腐，1小碗蔬菜；③1个水果，1杯酸奶；④1小碗豆子，1小把坚果，1小碗蔬菜。

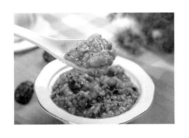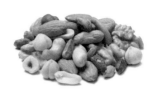

14. 术后如何选择食物?

在蔬菜上，选择碳水化合物在4%以下的品种，如白菜、菠菜、韭菜、莴笋、黄瓜、苦瓜、茄子、番茄、绿豆芽、菜瓜、西葫芦、冬瓜、芹菜、海带、紫菜、蘑菇、竹笋等。

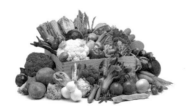

选择含碳水化合物比较高的粉质蔬菜，如土豆、藕、芋头、山药、百合、莲子等代替主食。

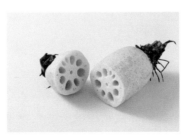

在肉类上，选择高蛋白、低脂肪的品种，如鱼、虾、鸡脯肉、卤牛肉、酱牛肉、猪里脊等。

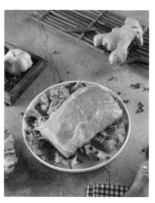

少以白米、白面为主食，多以粗杂粮、豆类、薯类为主食，如杂粮饭、杂粮粥、蒸红薯、蒸玉米、蒸山药、蒸芋头、蒸紫薯等。

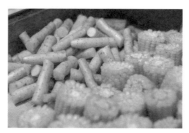

减重术后 1 年内血尿酸水平易波动，甚至高于术前，因此饮食上建议尽量选择低嘌呤食物，如大米、玉米、大麦、小麦、荞麦、土豆、红薯、白菜、卷心菜、芹菜、胡萝卜等。

15. 烹调方法重要吗？

食物搭配好后，就是如何烹调了。

烹调方法很重要，不科学的烹调方法会让食物的热量增加，同时过长时间高温操作会破坏食物中的一些营养素，还会产生一些有毒有害物质，对身体产生慢性毒害作用。

不科学的烹调方法，如油炸、油煎、油烤、过油、油淋、干煸等多油的方法。科学的烹调方法以蒸、煮、炖、烩、清炒为主，适当的时候生食、凉拌、白焯等。

吃食物本来的样子，品尝食物的原始味道，既保证营养更全面，又不会使你食欲大开。

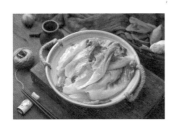 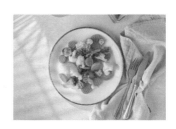

16. 进餐顺序有讲究吗？

炒粉、炒饭、炒面等最容易热量超标，且营养单一。菜汤泡饭也容易热量超标，要避免这种吃法。饭前先喝汤，再吃其他食物，饭菜肉分开吃、按顺序吃，容易管理体重。

宾夕法尼亚大学的一项调查结果显示，习惯餐前喝碗低热量蔬菜汤的人每餐摄入的热量会减少20%。在你享用一天中最丰盛的一餐前，喝碗低热量、有肉汁的蔬菜汤可以减少食物摄入量。

建议进餐顺序：汤→蔬菜→荤菜（鱼、鸡等）→主食。

17. 记录饮食有用吗？

记录饮食对于减肥及长期维持体重具有至关重要的作用。《美国预防医学杂志》上的一项研究发现，那些坚持记录饮食的人减掉的体重是没有记录饮食的人的2倍。

在记录饮食时，一定要写清楚你吃了什么、吃了多少，包括你在烹调食物中添加的成分，如调味品、油等，还有无意识时吃的点心等以及喝了什么。记录当时的心情和食欲，有助于更好地了解自己的饮食习惯。记录每天的体重，你会发现体重的增减与饮食摄入之间的关系，你会找到自己体重增减的规律，你会想办法避免一些风险。

18. 减重手术后营养相关并发症有哪些？都有哪些表现？

减重手术后出现的一些营养缺乏症称为减重手术后营养相关并发症。主要有以下表现。

蛋白质缺乏：减重手术后，食物的摄入减少和快速的体重下降可导致机体蛋白质水平迅速下降。如果术后出现以下症状，如肌肉无力、皮肤改变、头发及指甲脱落、水肿等，考虑是蛋白质缺乏。建议给予至少 1.2 g/（kg·d）或至少 60 g/d 的蛋白质量，优质蛋白质的比例达到 50%。

维生素 B_{12} 缺乏：食物中的维生素 B_{12} 必须与胃黏膜细胞分泌的一种内因子结合，才能在回肠被吸收。减重手术后，胃黏膜与食物接触的面积和时间均缩短，易导致维生素 B_{12} 缺乏，表现为巨幼红细胞贫血、外周神经病变等。术后应坚持补充并进行长期、规律的实验室监测。

铁缺乏：肥胖者术前常有铁缺乏。减重手术后胃酸分泌减少，Fe^{3+} 无法有效转化为可吸收的 Fe^{2+}，十二指肠旷置可进一步减少 Fe^{2+} 的吸收。铁缺乏可以没有任何症状，出现症状时可能表现为贫血、疲劳、易冷、喜食冰冷食物等。

钙与维生素 D 缺乏：许多接受减重手术者，术前就有钙与维生素 D 缺乏。术后更是由于摄入和吸收的减少而进一步缺乏。钙的缺乏往往伴随着较高的甲状旁腺素。钙与维生素 D 缺乏会导致代谢性骨病，还会出现频繁的抽搐及心律失常。如果患者术后出现起身困难、骨关节疼痛、频繁腹泻，应密切监测钙及维生素 D 水平。

锌缺乏：锌大部分在十二指肠及近端空肠被吸收，因此减重手术后，尤其是 Roux-en-Y 胃旁路术后，锌缺乏无法避免。锌在机体中参与超过 300 种酶促反应，还可以保护细胞免受自由基损伤。因此许多系统都会受到锌缺乏所致的影响。脱发、腹泻、情绪改变、感染、水疱、脓疱性皮肤炎以及男性性腺功能减退等多于锌缺乏后出现。锌缺乏在术后早期即可发生，且会持续到术后 18 个月。

除上述表现外，叶酸、维生素 B_1、铜等的缺乏也会有相应表现，详见表 5-5。

表 5-5　减重手术后的营养相关并发症表现

缺乏的营养素	发生时间	临床表现
蛋白质	术后长期	表现为肌肉无力、皮肤改变、头发及指甲脱落、水肿等
维生素 B_{12}	手术 2 年后	表现为巨幼红细胞贫血、外周神经病变等
叶酸	术后早期，在术后 1 年其发病率会逐渐下降	可能会出现食欲和体重的下降，其他症状包括舌炎、乏力、腹泻、神经系统功能紊乱以及巨幼红细胞贫血
维生素 B_1	术后 6 周内	严重时可出现心脏疾病、神经系统疾病，包括心衰、共济失调、瘫痪、意识混乱、谵妄等
铁	术前常缺乏	可以没有任何症状，出现症状时可表现为贫血、疲劳、易冷、喜食冰冷食物等
钙与维生素 D	术前常缺乏	频繁的抽搐、心律失常、起身困难、骨关节疼痛、频繁腹泻

缺乏的营养素	发生时间	临床表现
锌	术后早期持续到术后18个月	脱发、腹泻、情绪改变、感染、水疱、脓疱性皮肤炎以及男性性腺功能减退
铜	相对少见，发生时间不确定	血液系统的异常包括贫血，伴或不伴白细胞减少、中性粒细胞减少及血小板减少；神经系统的表现包括步态不稳，肌肉无力，肢端麻木、疼痛、感觉异常等

19. 出现了术后营养相关并发症，怎么办？

针对上述营养相关并发症，首先要有预防的意识，定期到营养科门诊进行营养咨询和评估。

营养科医生会根据膳食调查、体格测量、生化检验、体征检查等指标，提供个性化的营养补充方案。原则是缺什么补什么、缺多少补多少。补充的途径以自然食物为主，适当配合一些补充全营养特殊医学用途配方食品。

20. 哪些食物不适合减重？

宜选择不同类别的多样化食物。保证食物种类齐全，包括谷类、薯类；蔬菜、水果类；奶类、豆类及其制品；肉鱼蛋类；烹调油；水等。关键是各类食物的摄入要定量，最好按照营养科医生的建议食用。

以下高热量食物不宜选择：饱和脂肪酸高的食物，如黄油、人造黄油和肥肉；其他含脂肪多的食物，如馅饼、油条、炸糕和奶油蛋糕；油炸食物；加工处理过的肉制品；其他高热量食物，如各种甜食、含酒精饮料。

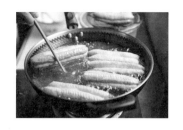
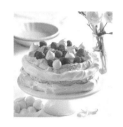

减重期间远离这20种食物

再喜欢也别多吃的零食!别怪我没告诉你!

21. 如何评价减重效果?

目前国内外将多余体重减少百分比(EWL%)作为评价手术疗效的标准。目前公认的减重成功标准为 BMI < 35 kg/m² 且 EWL% ≥ 50%。事实上,由肥胖引发的各种并发症如 2 型糖尿病、高血压、阻塞性睡眠呼吸暂停低通气综合征等对患者生存质量甚至寿命的影响要远远超过肥胖本身。国内外的相关研究证实,合并上述并发症的患者,术后在体重尚未出现显著的变化之前,这些并发症已经获得减轻甚至治愈。因此,建议把肥胖合并的代谢紊乱综合征的改善和治愈视为疗效的评价指标。大部分肥胖并发症的改善和治愈与体重的变化呈正相关。在评价体重变化的同时,还应该评价血糖、血脂、血压、血尿酸等代谢指标的变化,减重效果可作为辅助评价指标。

减重手术对体重的减少作用和对肥胖相关疾病的治疗作用分别见表 5-6、表 5-7。

表 5-6   减重手术对体重的减少作用

多余体重减少百分比	作用评价
EWL% < 25%	失败
EWL% ≥ 50%	良好
EWL% ≥ 75%	极佳

表 5-7   减重手术对肥胖相关疾病的治疗作用

代谢指标改变	作用评价
血糖、HbA1c[①]无明显改善；降糖药种类和剂量无明显减少	无效
降糖药种类或剂量明显减少；术后 HbA1c < 7.5%	明显改善
仅通过改变生活方式干预即可控制血糖；6.5% ≤ HbA1c < 7.0%；空腹血糖为 5.6 ～ 6.9 mmol/L；且餐后 2 h 血糖为 7.8 ～ 11.0 mmol/L；须保持 1 年以上	部分缓解
无须服用降糖药，仅通过改变生活方式干预即可控制血糖；HbA1c < 6.5%；空腹血糖 < 5.6 mmol/L；且餐后 2 h 血糖 < 7.8 mmol/L；须保持 1 年以上	完全缓解
达到完全缓解，并维持 5 年以上	长期缓解

注：① HbA1c 指糖化血红蛋白。

需要特别指出的是，如果影响患者生存质量甚至寿命的各种并发症已被明显改善或治愈，而此时患者仍处于轻度肥胖或超重，仍应视为手术有效或成功。

减重手术后的体重变化规律

22. 怎样才能保持减重效果？

减重手术后保持减重效果、防止复胖非常重要，这也是大家非常关注的问题。这需要患者、内分泌科医生、营养科医生等多方的共同努力。

患者要定期到医院随访，接受并执行医生的营养建议，根据营养科医生制订的个体化热量摄入、膳食结构方案来调整自身的饮食。从营养的角度来看，低糖、低脂、适度高蛋白饮食，避免过量饮食，缓慢进食，每餐进食时间不少于 30 min，细嚼慢咽，吞咽的食物要接近液体水平，并根据术式要求每天补充适量的维生素和微量元素，配以合理的运动对于保持减重效果是行之有效的。运动方式以有氧运动为主，目标运动时间为每周 300 min，最低运动时间为每周 150 min，每周最好进行 2 ～ 3 次力量训练，规律监测体重的变化，可每周或更加频繁地测量体重。

医生应定期面对面或电话随访患者的减重维持计划，与患者规律接触，通过收集饮食记录和监测体重督促患者接受和执行饮食和生活方面的建议，这对于保持良好的减重效果是有益的。

同时，定期对减重手术后患者心理进行评估。减重所引起的热量负平衡和热量储备下降会促使关键神经中枢和外周调节因素发生改变，从而导致减重者食欲增加和热量消耗减少，这种调节作用不会在新的体重稳态形成后消退，促使减重者在心理和身体诱因的驱动下复胖。医生应给予患者鼓励，增强其信心，有助于维持减重效果，防止复胖。

23. 术后一段时间体重下降缓慢，甚至停滞，该怎么办？

减重手术后体重下降缓慢，甚至停滞时，需对患者进行全面的评估，明确产生这一现象的可能原因。

对手术的过程进行再评估，需通过手术录像复盘等方式确定胃肠道的手术操作是否标准，例如胃袖状切除术中胃底的完整切除、Roux-en-Y胃旁路术的小胃囊大小及吻合口大小等。如果未达标准，MDT应考虑所有方式，包括患者教育、行为改变、额外的减肥治疗或临床推荐的修正手术。

收集患者这段时间的饮食及运动情况，是否存在未遵守营养科医生的饮食建议、运动量减少的原因。如果存在，需加强患者对饮食习惯及规律运动重要性的认识，加强患者的执行力。

怎么判断减重平台期？
协和医生告诉你

怎样应对减重平台期？
协和医生来教你（心态篇）

怎样应对减重平台期？
协和医生来教你（营养篇）

怎样应对减重平台期？
协和医生来教你（运动篇）

24. 复胖是什么？复胖了该怎么办？

复胖是指减重手术后体重增加了原体重下降的 50%。

我们建议术后应采取多学科的减重方法，包括饮食指导、提高运动能力、行为改变和药物治疗。在术后饮食指导上，建议低糖、低脂、低热量饮食。建议水的摄入量应 ≥ 2000 mL/d。建议蛋白质摄入量为 60 ~ 80 g/d，胆胰转流十二指肠转位术患者应在此基础上增加 30%。营养科医生根据个人情况给予饮食指导，同时明确患者目前的运动状况，帮助患者制订运动方案。

在术后出现严重或持续体重增加的情况下，需对手术的过程进行再评估，参考 23 问。

减重手术以后会复胖吗？3 个恶习让你前功尽弃

25. 常见运动的热量消耗是多少？

表 5–8 以体重 68 kg、运动 1 h 为例，其他体重依比例增减，体重越重，所消耗的热量就越高。

表 5–8　常见运动和日常活动的热量消耗（体重 68 kg、运动 1 h）

运动项目	热量消耗 /kcal	活动项目	热量消耗 /kcal
慢走（4 km/h）	255	开车	82
快走（8 km/h）	555	工作	76
慢跑（9 km/h）	655	读书	88
快跑（12 km/h）	700	午睡	48
骑自行车（9 km/h）	245	看电视	72
骑自行车（16 km/h）	415	看电影	66
骑自行车（21 km/h）	655	跳舞	300

续表

运动项目	热量消耗 /kcal	活动项目	热量消耗 /kcal
有氧运动（轻度）	275	跳健身操	300
有氧运动（中度）	350	跳绳	448
体能训练	300	打拳	450
仰卧起坐	432	泡澡	168
走步机（6 km/h）	345	逛街	110
爬楼梯	480	购物	180
爬楼梯 1500 级（不计时）	250	打扫卫生	228
游泳（3 km/h）	550	洗衣服	114
打网球	425	熨烫衣服	120
打手球	600	洗碗	136
打桌球	300	插花	114
打高尔夫球	270	郊游	240
轮滑	350	骑马	350
滑雪	600	遛狗	130

注：1 kcal 约等于 4.186 kJ。

无氧运动有哪些？协和
医生告诉你

26. 术后如何选择合适的健身方式?

　　有氧运动和力量训练是减重手术后患者在运动方式上的良好选择，两者结合可以更好地促进体重的下降并防止体重反弹，同时联合进行力量训练和有氧运动可获得更大程度的代谢改善。建议目标运动时间为每周 300 min，最低运动时间为每周 150 min。

　　在选择有氧运动项目时，以中低强度的、有节奏的节律性运动为主，可选择散步、慢跑、骑自行车、游泳，以及全身肌肉都参与的中强度有氧体操（如医疗体操、健身操、木兰拳、太极拳）等。还可适当选择娱乐性球类活动，如打乒乓球、打保龄球、打羽毛球等，可根据患者的特点和爱好进行选择。每次运动应包括运动前 5 ～ 10 min 的准备活动及运动后至少 5 min 的放松活动。运动中有效心率的保持时间必须达到 10 ～ 30 min。因为运动时间和运动强度相配合，一起影响运动量的大小，所以当运动强度较大时，运动时间应相应缩短；运动强度较小时，运动时间则适当延长。年龄小、体力好者，可采用运动强度较大、运动时间短的运动模式，而年老者、肥胖者则采用运动强度较小、运动时间较长的运动模式较为合适。

　　建议每周最好进行 2 ～ 3 次力量训练，即抗阻训练。训练时阻力为轻度或中度，相较常规有氧运动，完善的抗阻训练方案可动员更多的肌群参与运动，促进脂肪的氧化，有利于脂肪的减少，并增加肌肉含量，增加总热量消耗。可选择的力量训练有俯卧撑、举哑铃、举杠铃、器械卷腹，可根据自身情况选择合适的运动。

每晚 3 个动作相当于慢跑 5 小时

跑步伤膝盖？可以试试这 3 种运动

还在做仰卧起坐瘦肚子？学会这 3 个动作，还你平坦小腹！

27. 为什么对于肥胖者而言，游泳是一种理想的健身方式？

游泳带来的好处特别多。①游泳能改善心血管系统的功能。游泳时为克服水的阻力需要消耗较多的热量，心率加快，心排血量增加。②游泳能改善呼吸系统的功能。由于胸腔和腹腔在水中受到的压力增大，因此呼吸肌用更大的力量进行呼吸。所以经常游泳可以增大呼吸肌的力量，改善呼吸系统的功能。③游泳能改善肌肉系统的功能。游泳是一项全身肌肉参与的运动，对于锻炼肌肉间的协调性和柔韧度具有很好的帮助。④游泳还具有改善体温调节、预防疾病、治疗康复等作用。

对于肥胖者，游泳除了上面提及的对身体的好处外，还是非常理想的减肥方法。游泳时人的新陈代谢速度很快。经常游泳，可以逐渐消耗掉体内过多的脂肪。并且对于肥胖者来说，在陆地上进行运动时，因体重大，身体（特别是下肢和腰部）要承受很大的重力负荷，运动能力降低，易疲劳，导致对减肥运动的兴趣大打折扣，还可能损伤下肢关节和骨骼。而游泳在水中进行，肥胖者的体重有相当一部分被水的浮力承受，下肢和腰部会因此轻松许多，下肢关节和骨骼损伤的危险性大大降低。

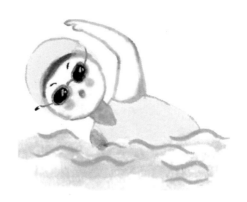

所以说，对于肥胖者，游泳是一种理想的健身方式。

28. 青少年接受减重手术后有哪些需要注意的事项?

术后需要注意的事项有以下 4 点。

（1）接受减重手术的患者需要终身随访。在术后的第一年，至少要进行 4 次门诊随访，以及电话或其他方式随访。随访有助于医生监测患者是否出现手术并发症，有无营养物质、维生素或矿物质的缺乏，以便做出治疗上的调整。对于患者术后出现的任何不适，医生会根据情况做出处理。

（2）术后摄入的热量要严格控制。选择食物时以含水分及蛋白质较多的优先，如豆类、鸡蛋清、鸡、鱼、牛肉等；避免过度进食；缓慢进食，每餐进食时间不少于 30 min；避免吃过于坚硬或大块的食物；保证每天足量液体的摄入，建议不少于 2000 mL，避免摄入碳酸饮料、巧克力、奶昔等高糖高热量饮料和食物。

（3）术后规律的锻炼有助于身体的恢复及维持减重手术的效果。减重手术 3 ~ 4 周后患者身体恢复，可开始运动，运动量应从小到大，循序渐进，切忌过于激烈。术后可进行散步、跑步、骑车、游泳等体育运动。

（4）青少年还在生长发育期，术后由于胃容积减小、胃肠道的改道，营养摄入自然会减少，可能会面临维生素 D、维生素 B_{12} 缺乏及轻度贫血等问题，需要定期监测，并且为了避免营养不良，需要补充微量元素，如钙、铁及多种维生素等。

29. 如何治疗 Roux-en-Y 胃旁路术后边缘性溃疡?

Roux-en-Y 胃旁路术后边缘性溃疡的治疗应遵循以下几点。

（1）检测是否有幽门螺杆菌感染，若为阳性，则行根治性治疗。

（2）在饮食上要注意，严格按照术后饮食要求，吃易消化、易吸收的食物，注意补充维生素、矿物质及微量元素等。

（3）严重时结合临床情况再次手术治疗。

30. 低血糖反应有哪些表现？为什么会在减重手术后出现？

低血糖反应主要包括心悸、出冷汗、面色苍白、头晕、恶心、呕吐、视力障碍、木僵、昏迷、癫痫、无力、眩晕、饥饿感等。

减重手术后低血糖是发生率较小且较难处理的并发症之一，与胃肠道生理结构改变有直接关系，也与患者糖代谢状况及胰岛功能变化有密切关系。Roux-en-Y 胃旁路术后胃容积减小、幽门缺如及胃空肠吻合术后十二指肠反射性抑制胃排空功能丧失等导致胃排空加速，使食物快速进入小肠，引起胰高血糖素样肽 -1 等胃肠激素水平升高，刺激胰岛素过度分泌，从而引起反应性低血糖。此外，减重手术后患者出现低血糖，可能与胰岛细胞增生、胰岛功能亢进等有关。

31. 如何预防低血糖反应？

术前评估患者的胰岛功能，术后及早采取预防低血糖反应的饮食管理措施，如进食低热量、低碳水化合物、低血糖指数的食物，并提高可溶性膳食纤维含量，有效控制食物排空，能有效预防低血糖反应。

32. 减重手术前后可以喝咖啡或茶吗?

减重手术前及术后 3 个月内不宜喝咖啡、茶、冰水、酒精类饮料等刺激物。

33. 为什么减重手术后强调细嚼慢咽?

减重手术后胃容积变小,此时若大口进食,不仅会引起反流、堵噎,严重时可能撑破残胃,导致残胃破裂或胃肠吻合口破裂等严重并发症。术后要小口进食。细嚼慢咽不仅可控制进食量,还能减轻胃部的负担。因为术后大部分的胃不参与消化,胃碾磨食物的能力减弱,所以必须要靠咀嚼来减轻胃部的负担。此外,每口食物之间需要停顿,让大脑有足够的时间感知饱腹状态,并发出饱腹感信号。每次进餐时间以不少于 30 min 为佳,但也不是越长越好。时间过短容易进食过量,而时间过长也会吃得更多。所以,术后的细嚼慢咽是对手术效果的重要保证。

34. 为什么减重手术后强调每天水的摄入量要 ≥ 2000 mL ?

减重手术后体重下降过程中需要充足的水分,以便带走脂肪燃烧过程中的代谢废物。除食物中的水分外,每天还要摄入至少 2000 mL 水 (相当于 4 瓶矿泉水)。如果出汗较多 (如夏天时),应该增加水分摄入。由于减重手术后胃容积变小,因此要小口慢饮,并与进食分开。一般以每小时摄入 150 ~ 200 mL 水为宜。餐前半小时至餐后一小时尽量少喝水,以免影响食物消化或引起腹胀。

减重手术后1～6个月
为掉秤"黄金期"，要喝够
水、吃够蛋白粉

为什么术后要多喝水？

35. 睡眠时间与减重效果有关吗？

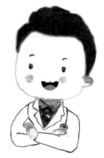

· 睡眠时间小于5h的人发胖概率是平均人群的2.5倍。
· 睡眠时间超过8h的人发胖概率略低于睡眠少者。
· 睡眠6～7h有助于控制体重！

　　减重手术后，需要长期保持科学的生活方式，其中睡眠时间是一个关键因素，如果每天不能保证6～8h的睡眠时间，体重的管理会不尽如人意。

熬夜不仅透支身体，还有
体重增加的风险

36. 手术后多久可以考虑怀孕？需要做哪些检查？

　　据研究报道减重手术后12～18个月患者体重下降最为明显，

这一时期营养缺乏及内分泌并发症的发生率相对较高，程度也较为严重，为了避免因这些问题出现低体重儿和畸形，一些专家建议12～18个月后再考虑怀孕。有学者比较了减重手术后12个月以内和12～18个月之后妊娠结局，结果为差异并不显著，但研究数据量较少。目前对减重手术后怀孕时间还没有明确的规定，但多数认为12～18个月后再考虑怀孕更为稳妥，可减少营养缺乏及内分泌并发症对母体及胎儿的影响。

减重手术有多种术式。不同术式术后考虑怀孕的时间有所不同，但目前缺乏大样本数据支持，一般12～18个月后再考虑怀孕较为安全。

孕前需检查女性术后体重下降的程度及当前的营养状况。此外还需要行常规孕前检查，包括女性基础内分泌检查、基础窦卵泡数检查，明确女性是否能自主排卵，行输卵管造影检查以明确输卵管是否通畅，并须检查男性精液水平。对上述结果进行综合评估后再给予助孕的相关建议。

减重手术后多久可以怀孕？

37. 减重手术是否会影响孕妇的营养摄入？怀孕过程中及产后有哪些注意事项？

减重手术后，若体重下降到理想水平，那么肥胖相关疾病情况得到缓解和改善是毋庸置疑的，但由于减重手术后存在较多营养缺乏及内分泌并发症，因此大家普遍关心这些问题对孕妇和胎儿的影响。

一项小样本减重手术后孕妇营养缺乏情况的调查显示，维生素B_{12}缺乏的比例最高，占53.4%；其次是铁蛋白缺乏，占41.7%。但也有报道指出减重手术并未明显提高妊娠的风险。由于目前报道的例数均较少，因此对减重手术是否会影响妊娠仍无明确的结论。

妊娠早期早孕反应有恶心、呕吐等，与减重手术后的胃肠道症状较为类似，因此妊娠期时对于消化道症状需要认真评估，积极寻找病因，给予对症或对因处理。结合实际手术量，减重手术为主要针对肥胖女性的术式。妊娠后由于胎儿因素及孕妇心理因素，妊娠期体重超标比例较高，因此妊娠期仍需要执行合理的饮食及运动计划，防止体重反弹过于明显。

减重手术后准备妊娠的女性及孕妇，需要重点监测和补充蛋白质、钙、叶酸、铁、维生素 A、维生素 B_{12}、维生素 D。目前的建议补充量：①蛋白质。孕妇每天应保证 60 g 的摄入量，并根据血清白蛋白值决定是否需要进一步地补充。②钙。可通过测定血钙、甲状旁腺素来判断是否存在钙缺乏，无论采用何种术式，术后均建议每天常规补充钙剂，可选择碳酸钙咀嚼片，随餐服用以增加吸收。枸橼酸钙对于减重手术后的患者更为适用，因其在胃酸分泌减少的情况下也能较好吸收，推荐补充量为 1200 mg/d。另外，牛奶及奶制品也是必不可少的。③叶酸。叶酸缺乏可导致胎儿神经管缺陷，故需要在女性妊娠前及时发现并补充。孕妇常规补充量建议为每天 400 μg，若全血细胞计数及血浆叶酸水平低于正常，则每天用量应至少达 1000 μg。④铁。减重手术后随着时间的推移，铁缺乏的概率和程度都将增加，术后几年内有超过 50% 的患者出现铁缺乏。再加上女性患者术后月经稀发状况会得到改善，月经逐渐恢复正常，部分女性会出现月经增多，因此经验性补铁是必需的。推荐补充硫酸亚铁 300 mg，每天 2～3 次，配合维生素 C 服用可促进铁的吸收，并根据全血细胞计数、血清铁、铁蛋白、总铁结合力来决定是否需增加剂量。⑤维生素 A。常通过测定血浆维生素 A 水平来进行监测。孕妇常规补充量为每天 4000 U，当血浆维生素 A 偏低时，可适当增加用量但每天不超过 10000 U。⑥维生素 B_{12}。正常情况下孕妇常规每天补充 4 μg，当全血细胞计数或维生素 B_{12} 水平低于正常时，维生素 B_{12} 的补充量可增至每天 350 μg 口服或 1000 ～ 2000 μg 分 2 ～ 3 次肌内注射。⑦维生素 D。推荐补充量为每天 400 ～ 800 U，若监测到 25- 羟维生素 D_3 低于正常水平，补充量可增加至 1000 U。减重手术后备孕女性的监测指标及推荐补充量见表 5-9。

表 5-9　减重术后备孕女性的监测指标及推荐补充量表

营养素	监测指标		建议补充量
蛋白质	血清白蛋白	正常	60 g
		降低	> 60 g
钙	血钙，甲状旁腺素	－	1200 mg/d
叶酸	全血细胞计数及血浆叶酸水平	正常	400 μg/d
		降低	1000 μg/d
铁	全血细胞计数、血清铁、铁蛋白、总铁结合力	正常	300 mg/d，配合维生素 C 促进铁吸收
		降低	> 300 mg/d
维生素 A	血浆维生素 A	正常	4000 U/d
		降低	4000~10000 U/d
维生素 B_{12}	全血细胞计数、维生素 B_{12} 水平	正常	4 μg/d
		降低	可增至 350 μg/d 口服或 1000 ～ 2000 μg/d 肌内注射
维生素 D	25- 羟维生素 D_3	正常	400 ～ 800 U/d
		降低	可增加至 1000 U/d

38. 减重手术对分娩方式有无影响？

关于减重手术对分娩方式的影响存在争议，减重手术后妊娠女性分娩方式的选择在不同报道中差异很大。文献报道减重手术后妊娠女性选择剖宫产的比例为 15.4% ～ 61.5%。剖宫产的选择受多种因素的影响，除了患者个人因素外，还有社会导向、经济效益等多种因素。有学者认为减重手术后妊娠女性剖宫产率的增加与妊娠后体重反弹、不孕后妊娠的心理压力、巨大儿等有关，也与产科医生为避免分娩并发症多建议行剖宫产而非自然分娩有一定的关系。

减重手术本身不会影响分娩方式，多种因素综合影响孕妇分娩方式，相信经过妊娠期充分的准备和科学的管理，减重手术后绝大多数孕产妇均能获得较理想的结局。

39. 减重手术后为什么有人需要做整形手术？什么时候做？

肥胖者全身脂肪增厚，皮肤及肌肉组织会因张力作用而明显松弛，大部分人会因为真皮层断裂而形成类似妊娠纹的病变，腹腔脂肪的增多还会导致腹壁肌肉松弛。减重手术后患者体重显著降低，皮下脂肪减少后皮肤很难恢复到正常状态，皮肤、韧带、肌肉和腱膜结构的松弛导致皮肤因重力作用自然下垂，在躯干和四肢严重堆积，不仅影响美观，也会对功能造成一定影响；而且皱褶和凹陷部位很难清洁，发生湿疹及皮肤病变的情况很常见，严重影响正常生活；腹壁肌肉的松弛则可能伴发腹腔脏器的疝出。因此，减重手术后患者往往需要通过整形手术切除松弛的皮肤及加固肌肉腱膜，并尽可能恢复躯干和四肢的外观和功能。减重手术后患者体重一般在

1～2年后达到稳定。整形手术需要在患者体重稳定3～6个月后，且全身营养状况良好的情况下实施。根据皮肤松弛程度及患者耐受性的不同，手术可能需要分期分部位进行。

40. 减重手术后整形外科的治疗方式都有哪些？

减重手术后的整形外科治疗分为手术治疗和非手术治疗两部分，其中手术治疗包括松弛皮肤的切除、松弛肌肉腱膜的收紧加固及躯干和四肢形态的重建等。常见的有腹壁成形术和上肢、下肢、腰背及臀部皮肤切除术等，这些部位皮肤松弛往往最明显，切除四肢的皮肤时一般选择在内侧隐蔽部位做切口，切除腹壁、腰背及臀部的皮肤时选择在自然皱褶内（如臀沟、髂腰部、下腹部等）做切口，将多余皮肤切除后，如在腹壁还需要对腹壁肌肉腱膜进行缝合加固，以改善腹腔器官疝出的情况。面颈部皮肤松弛严重的患者可行全面部除皱术，将面部皮肤收紧后还可以进一步对眼周松弛的皮肤行局部切除调整。

非手术治疗主要为光电治疗。对于面部皮肤松弛程度相对较轻的患者，可以通过激光、超声或微波治疗达到收紧皮肤的效果。真皮层断裂导致的皮肤紫纹可借鉴妊娠纹的治疗策略，通过点阵激光等技术进行治疗，大多数患者可获得改善，部分患者治疗后效果明显。

41. 整形手术后会有瘢痕吗？术后使用祛除瘢痕药物是否有效？

切口瘢痕是愈合的必然产物，在任何手术中都会存在，包括所有的整形手术，切口选择及缝合技术直接关系术后瘢痕的效果。减重手术后整形手术的切口都选择在十分隐蔽的部位，一般情况下瘢痕不会显露在外，另外，整形外科精细的缝合技术对术后瘢痕不明显具有十分显著的作用。形成瘢痕最关键的因素是皮肤的张力，减重手术后患者皮肤松弛明显，皮肤弹性也明显降低，切口处皮肤张力比正常皮肤小，因此切口瘢痕大多不明显。国内外临床经验显示，减重手术后整形手术的切口瘢痕并不会对患者的正常生活造成影响，也不会存在明显的美观方面的问题。

减重手术后整形手术的切口瘢痕与其他瘢痕一样可以通过药物进行预防和治疗。目前最常用的祛除瘢痕药物为硅酮类，为外用药物，包括硅酮凝胶及硅酮贴片两种类型，用药时机为伤口拆线后1周左右，需要持续用药3个月左右。除此之外，积雪苷霜（片）、尿囊素及一些中药制剂也对瘢痕有一定效果。通过这些药物的使用，大多数术后瘢痕可有效改善。

42. 蛋白粉不好喝，喝不下去怎么办？

乳清蛋白粉是一种蛋白质，是采用先进工艺从牛奶中分离提取出来的珍贵蛋白质，因纯度高、吸收率高、氨基酸组成最合理等诸多优势被推为"蛋白之王"。乳清蛋白粉不但容易消化，而且还具有高生物价、高蛋白质功效比和高利用率，是蛋白质中的精品，含有人体所需的所有必需氨基酸，其氨基酸组成模式与骨骼肌中的氨基酸组成模式几乎完全一致，极容易被人体吸收。

减重手术后一段时间要求进食流质食物以及半流质食物，我们要有意识地适当补充蛋白质，最直接有效的方法是服用乳清蛋白粉。但乳清蛋白粉往往口感不佳，难以下咽。这个时候，建议在乳清蛋白粉中加入运动功能饮料、搅碎的香蕉、草莓汁、酸奶和巧克力粉，加入纯牛奶或者脱脂牛奶也不错，都能让冲泡的乳清蛋白粉口感更好，味道更棒，更好喝。如果仍然难以喝下，可以在恢复正常饮食后，逐渐增加食物蛋白（如牛奶、鸡蛋、虾肉、牛肉等）来代替。

如何选择合适的蛋白粉？

43. 减重手术后为什么有些人不想吃东西，但有些人仍然很有食欲？

关于减重手术后的食欲改变，很多朋友有一些认知误区：他们认为做完减重手术后会食欲降低、没有食欲。这是完全错误的理解。实际上做完减重手术后，我们的食欲是正常的，只是胃容积减小了，少量进食就能有饱腹感。需要补充说明的是，减重手术后由于胃容积减小、胃肠道结构改变等，术后饮食有一个逐渐适应的过程，同时新饮食习惯的培养对于控制体重是相当重要的。术后我们的大脑对进食"量"的调定点发生了改变，具体是通过胃肠道相关激素的改变告诉大脑，我们已经"吃饱"了，这样以前不良的饮食习惯会逐渐改善，使进食量得到控制。

44. 为什么有些人术后容易长胆囊结石？

目前外科手术仍是治疗病态性肥胖的最有效手段，但减重手术后胆囊结石发病率明显增加。相关的文献报道减重手术后胆囊结石的发病率约为 20%，比一般情况下的发病率要明显升高。原因主要有以下几个方面。①食物消化所需要的胆汁减少：由于胃容积减小，进食量较术前减少，消化脂肪所需要的胆汁减少，而肝脏合成的胆汁并无明显减少，从而导致胆汁生成相对过剩，胆汁淤积。在这种状态下，胆囊内胆固醇的相对浓度较高，呈饱和或过饱和状态，结晶产生并聚集形成胆囊结石。②胆固醇合成增多：减重手术后胃容积明显减小，热量摄入不足，脂肪的氧化分解增强，乙酰辅酶 A 浓度增加，有利于胆固醇合成。此外病态性肥胖者常伴有高胰岛素血症，胰岛素能诱导肝细胞合成胆固醇。综上所述，消耗减少、合成增加共同导致胆囊内胆固醇浓度升高，易于形成胆囊结石。

45. 为什么有些人术后会出现高尿酸血症？

减重手术后 3 ~ 6 个月常出现尿酸增高的情况，原因主要包括：①乳酸堆积。减重手术后活动量增加，导致乳酸堆积，从而造成嘌呤增加，出现痛风，尿酸水平可进一步升高。②分解代谢增加：减重手术后分解代谢增强，从而体内嘌呤产物增加，嘌呤的最终代谢产物为尿酸，故尿酸水平随之升高。这里需要提醒减重手术后患者：术后应减少高嘌呤食物等的摄入；若尿酸较高，> 500 μmol/L，应配合降尿酸治疗，使尿酸达标，避免对靶器官如关节、肾、心、脑、血管等造成损害。当然大家不用担心，这类尿酸水平升高大多数是暂时性的，待体重逐渐趋于目标体重并保持稳定后，体内合成及分解代谢趋于平衡，尿酸水平会恢复正常。

第 六 篇
术后常见不适症状

1. 切口愈合不良

减重手术均为腹腔镜微创手术，腹部均为 5 ～ 12 mm 的微创切口，发生切口愈合不良的概率极其微小，一般手术后 7 ～ 9 d 就基本愈合并可拆线。但是有以下情况时切口愈合受到影响：①患者存在严重糖尿病。糖尿病患者本身就容易发生各类感染，并且受到创伤后愈合能力较差。因此，这类患者发生切口愈合不良的概率较大。②术后引流管留置时间长。部分患者因手术后腹腔内存在炎症，需要延长引流管留置时间。这类患者引流管位置的切口可能出现愈合不良。

发生切口愈合不良时，第一，要规范监测管理血糖，确保血糖控制在正常范围。第二，要保持切口周围的干燥清洁。干燥是指保持覆盖的纱布干燥，如果打湿了需要及时更换。清洁是指需要到正规医疗机构处理切口，每天消毒处理 1 次并覆盖无菌纱布。

切口周围红肿逐渐消退、疼痛减轻，是切口愈合的表现。反之如果切口周围红肿加重，伴有分泌物增加、疼痛加重，需要及时来医院门诊就诊。

2. 反酸、烧心

反酸、烧心的本质是含有胃酸的胃液向上反流进入食管，进而引起不适。患者自觉有股热流从下向上反流，并有灼烧刺痛感。一般餐后更容易出现。在减重手术，尤其是胃袖状切除术后，因为胃形态发生改变，所以容易诱发胃食管反流病。

出现以上症状时，首先需要调整生活方式：第一，避免摄入茶、咖啡、巧克力等高脂、高糖食物和酸辣刺激性食物。第二，戒烟戒酒。第三，在餐后避免立即平躺或剧烈运动。睡觉前 3 h 不再进食。第四，舒缓心情，尝试去做分散注意力、缓解情绪紧张的事情。如果调整生活方式不能改善，就需要找医生咨询了。这时可能需要使用抑制胃酸分泌和增强胃动力的药物。甚至有极少部分人因症状严重而需要接受手术治疗。

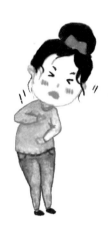

3. 头昏、眼花

头昏、眼花的本质是大脑缺少热量进而出现的功能障碍。减重手术后头昏、眼花最常见的原因是低血压和低血糖。

第一，部分接受减重手术者，在进食后出现头昏、眼花，甚至摔倒。这类情况被称为倾倒综合征，主要见于 Roux-en-Y 胃旁路手术后，原因是手术改变了正常的胃肠道结构，导致餐后胃内食物快速进入小肠，引起了胃肠道及全身症状。预防方法是少食多餐，避免快速摄入液体样高糖食物。优选低糖、高蛋白食物。

第二，部分接受减重手术者可能因微量元素、维生素等摄入不足，出现贫血、低蛋白血症等营养问题，当营养不良严重时，也可能出现头昏、眼花。如果频繁出现这类症状，一定要及时就医检查。

并注意在手术后坚持随访，按照医生的要求，提前预防性补充微量元素、维生素等。

第三，部分患者术前存在严重糖尿病，并使用了强度相当大的血糖控制药物。但在术后，血糖显著改善的情况下，没有及时调整用药，因而导致药物性低血糖。因此，术后一定要按照要求定期随访，并及时调整用药。

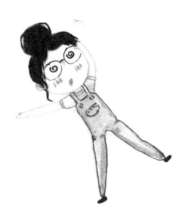

4. 呕吐

在减重手术后住院期间发生的呕吐，大多是麻醉药和术后止痛药引起的。因此一般通过限制饮食和使用止痛药可有效缓解。

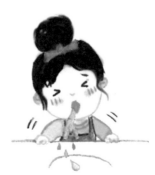

患者出院后如依然呕吐，最常见的原因是饮食习惯没有及时调整。重度肥胖人群有个共同特点就是从小吃饭特别快。在术后胃容积显著减小的情况下，依然保持原有的进食速度，很容易引起呕吐。因此术后需要细嚼慢咽，少食多餐，减慢进食速度和减少每餐进食量。此外，极少部分人有非常严重的呕吐。这可能是术后胃肠道过度狭窄引起的。这种情况需要及时就医治疗。如果不治疗，可能引发严重的营养问题。

5. 脱发

减重手术后 3～6 个月，大部分肥胖者会出现不同程度的脱发。引起脱发的原因主要是体重快速下降、微量元素不足以及心理焦虑。一般手术 6 个月后，脱发会逐渐好转。客观来讲，术后脱发不可避免，最终会完全恢复。需要注意：第一，正确客观认识脱发，保持轻松愉快的心情。第二，注意及时随访，补充蛋白质和微量元素。

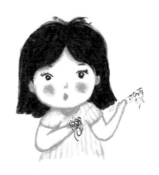

术后脱发怎么办？做好这点很关键

术后脱发那些事

6. 皮肤脱屑

皮肤脱屑是一种多见于重度营养不良、长期禁食者的临床表现。部分接受减重手术者也可能出现皮肤脱屑。这主要是水分摄入不足和微量元素缺乏引起的。如出现皮肤脱屑，需要注意确保每天摄入足够的水分，可外涂维生素 E 霜来增强皮肤保湿能力。同时需要口服复合维生素，尤其是维生素 A、维生素 E 等。

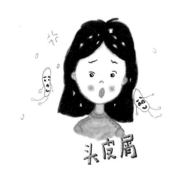

7. 皮肤松弛

在严重肥胖时，皮下脂肪过度蓄积会极大增加皮肤张力，引起皮肤弹力纤维断裂。术后皮下脂肪迅速消退，但断裂的弹力纤维无法快速修复，因此皮肤呈现一种"泄气"样的松弛改变。一般而言，年龄越大，皮肤弹性恢复越差，术后皮肤松弛现象越严重。皮肤严重松弛的肥胖者，可以在手术满 1 年后，到整形外科门诊进行适度整形，改善皮肤整体外观和手感。

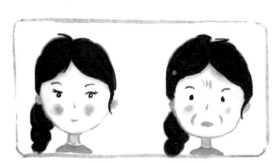

8. 厌食

部分肥胖者在手术后出现厌食的表现。减少食物摄入本身可以有效减重。但如果出现病态的厌食，则可能导致体重过低、严重营养不良等。减重手术后，部分人因为严重的倾倒综合征表现如呃逆、呕吐，对饮食产生恐惧，存在心理障碍，出现厌食。因此，预防厌食首先需要积极处理厌食的根本原因。在此基础上，还需要积极的心理干预，如心理医生门诊评估。必要时可能还需要口服精神

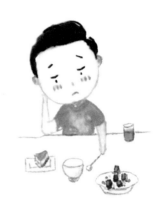

类药物。总之，应积极复诊，正确面对各类并发症和不良反应，在医生的指导帮助下积极治疗。而不应逃避或者消极应对，以免影响全身心健康。

9. 便秘

便秘是指每周排便少于3次，大便干硬、排便困难。术后饮水不足、膳食纤维摄入不足以及肠道菌群紊乱均可导致便秘。预防的方法是保证每天2000 mL以上的饮水量，摄入更多的蔬菜和粗粮，减少高糖、高脂食物摄入。

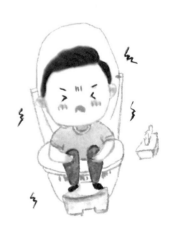

10. 畏寒

　　畏寒、四肢冰凉，是肢体外周末梢血液循环不良的表现。发生畏寒的情况时，首先要测体温，确认自己有无咽喉痛、浑身无力等症状。排除是否感冒。如排除感冒等原因，则可能是术后体重快速下降引起的。一方面，皮下脂肪变薄，身体的保暖性变差，这种情况下会变得比以前怕冷。另一方面，术后营养不良，导致贫血和低蛋白血症，也会引起局部血液循环不良，使人怕冷。因此，术后要适当增加衣服，局部热敷，热水泡脚。同时定期随访，及时发现和处理贫血、低蛋白血症等营养不良表现。

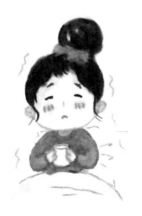

为什么术后怕冷？

附　录

附 录 一

华中科技大学同济医学院附属协和医院
减重代谢中心简介

华中科技大学同济医学院附属协和医院（以下简称"武汉协和医院"）始建于1866年，是卫健委直属（管）的综合性公立医院、"双一流"高校附属医院（第一临床学院）、国家首批三级甲等医院、全国百佳医院，荣获全国五一劳动奖状、全国文明单位等荣誉称号，被中共中央授予全国先进基层党组织、全国抗击新冠肺炎先进集体。

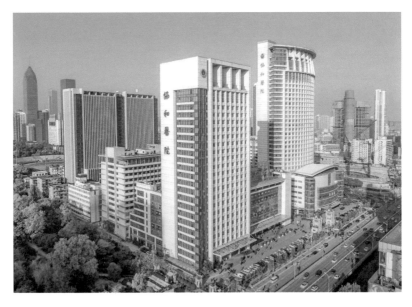

武汉协和医院胃肠外科是国家级重点学科、卫健委临床重点建设专科、卫健委腹腔镜内镜诊疗技术培训基地、中国医师协会内镜

医师分会腹腔镜外科培训学院、湖北省微创外科医学临床治疗研究中心所在科室，同时也是国内最早一批开展减重代谢手术的专科之一。随着国内减重代谢外科的不断规范化发展，在科室主任、中国医师协会外科医师分会肥胖和糖尿病外科医师委员会常务委员陶凯雄教授的带领下，逐步形成了具有自身特色的减重代谢外科亚专业方向。学科借助武汉协和医院的平台优势，整合院内资源，以胃肠外科为主导，联合内分泌科、营养科、体检中心、妇产科等相关科室成立了减重代谢多学科综合治疗团队，并且设置减重多学科综合门诊、肥胖专科门诊等，为每个肥胖患者制订个体化的治疗策略，覆盖患者的门诊、住院、出院随访等所有环节，充分体现了以人为本的治疗理念。

手术治疗方面，减重代谢中心所在的胃肠外科是国内最早实行胃肠道疾病微创综合治疗的单位。通过多年的学科建设，胃肠外科已形成了配置合理的临床、科研、教学梯队，其临床综合医疗水平、科研水平和教学水平均处于中南地区的领先水平和国内的先进水平。

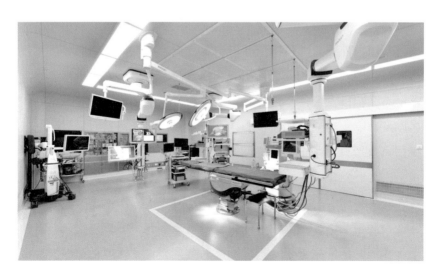

以此为依托，武汉协和医院减重代谢中心在开展减重代谢手术的这十余年间一直秉承微创理念，经历了从胃束带术到胃袖状切除术、Roux-en-Y 胃旁路术的术式变革，并且不断探索，从多孔手术到减孔手术，从 2D 腹腔镜到 3D 腹腔镜、4K 高清腹腔镜，以及达·芬奇机器人手术操作系统，不断接受新技术、新设备、新理念，旨在减少手术创伤、加速患者术后恢复以及最大限度满足患者的美观需求。

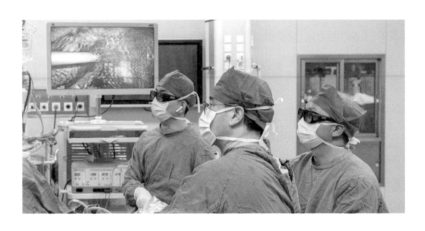

同时，武汉协和医院减重代谢中心主办多次全国性减重外科会议，与国内外减重外科同道开展学术交流。减重代谢中心成员每年会通过国内外各种相关会议不断加强自身学习，获取前沿理念和学术动态，积极发出协和声音、展示协和风采，在国内具有一定的知名度及影响力。减重代谢中心结合自身临床实践及科研成果，已获得国家自然科学基金项目资助 2 项，在国内外知名学术刊物发表高水平论文十余篇。

武汉协和医院减重代谢中心正在学科带头人陶凯雄教授、夏泽锋教授的带领下，在医院其他相关科室众多专家的积极配合与支持下，在团队的医生骨干及护理同仁的共同努力下，抓住机遇，迎接挑战，秉承"仁爱济世、协成仁和"之院训，发扬"积累、沉淀、传承、创新"之精神，团结奋进、锐意进取，不断攀登新的高峰，争做国内一流的减重代谢中心。

减重代谢外科团队介绍

附　录　二

中国肥胖及 2 型糖尿病外科治疗指南（2019 版）

中华医学会外科学分会甲状腺及代谢外科学组
中国医师协会外科医师分会肥胖和糖尿病外科医师委员会

中国医师协会外科医师分会肥胖和糖尿病外科医师委员会（Chinese Society for Metabolic & Bariatric Surgery，CSMBS）于 2014 年组织国内减重代谢外科及内分泌科专家共同制定了我国首个减重代谢外科指南——《中国肥胖和 2 型糖尿病外科治疗指南（2014）》。在该指南的指导和规范下，尤其在中华医学会外科学分会甲状腺及代谢外科学组成立后，我国的减重代谢外科取得了长足的发展，特别是全国各地区相继建立了临床研究中心，并开展了多中心合作，不断积累翔实的多中心临床数据。我国减重代谢手术已经由 2014 年的 4000 例增长到 1 万例以上，术式方面也与欧美等地的发达国家没有明显差异。2017 年，美国和欧洲肥胖代谢外科指南进行了相应更新，包括胃束带手术等治疗方式基本退出历史舞台。鉴于此，中华医学会外科学分会甲状腺及代谢外科学组联合 CSMBS 组织专家对 2014 年版指南进行修订和更新，参考西方国家指南及立场声明更新，并采纳我国近 5 年的临床数据及相关文献，在适应证和禁忌证、手术方式的合理选择、术前评估与准备、术后并发症以及围手术期管理等方面进行阐述说明，以更好地适应减重代谢外科的发展，规范疾病的治疗，共同推进学科健康快速发展。

1. 手术适应证及禁忌证

1.1　手术适应证　单纯肥胖病人手术适应证：① BMI ≥ 37.5 kg/m²，建议积极手术；32.5 kg/m² ≤ BMI < 37.5 kg/m²，推荐手术；27.5 kg/m² ≤ BMI < 32.5 kg/m²，经改变生活方式和内科治疗难以控制，且至少符合 2 项代谢综合征组分，或存在合并症，综合评估后可考虑手术。②男性腰围 ≥ 90 cm、女性腰围 ≥ 85 cm，参考影像学检查提示中心型肥胖，经多学科综合治疗协作组（MDT）广泛征询意见后可酌情提高手术推荐等级。③建议手术年龄为 16 ～ 65 岁。

注：①代谢综合征组分（国际糖尿病联盟定义）包括：高三酰甘油（TG，空腹 ≥ 1.70 mmol/L）、低高密度脂蛋白胆固醇（HDL-ch，男性空腹 < 1.03 mmol/L，女性空腹 < 1.29 mmol/L）、高血压（动脉收缩压 ≥ 130 mmHg 或动脉舒张压 ≥ 85 mmHg，1 mmHg=0.133 kPa）。②合并症包括糖代谢异常及胰岛素抵抗、阻塞性睡眠呼吸暂停低通气综合征（OSAHS）、非酒精性脂肪性肝炎（NASH）、内分泌功能异常、高尿酸血症、男性性功能异常、多囊卵巢综合征、变形性关节炎、肾功能异常等，尤其是具有心血管风险因素或 2 型糖尿病（T2DM）等慢性并发症。③对 BMI 为 27.5 kg/m² ～ < 32.5 kg/m² 的病人有一定疗效，但国内外缺少长期疗效的充分证据支持，建议慎重开展。④如双能 X 线吸收法测量 Android 脂肪含量与腹部脂肪及内脏脂肪分布相关，如 Android 脂肪含量显著升高提示中心型肥胖。或 MRI 对腹部内脏脂肪含量进行评估。

T2DM 病人手术适应证：① T2DM 病人仍存有一定的胰岛素分泌功能。② BMI ≥ 32.5 kg/m²，建议积极手术；27.5 kg/m² ≤ BMI < 32.5 kg/m²，推荐手术；25 kg/m² ≤ BMI < 27.5 kg/m²，经改变生活方式和药物治疗难以控制血糖，且至少符合 2 项代谢综合征组分，或存在合并症，慎重开展手术。③对于 25 kg/m² ≤ BMI < 27.5 kg/m² 的病人，男性腰围 ≥ 90 cm、

女性腰围 ≥ 85 cm 及参考影像学检查提示中心型肥胖，经 MDT 广泛征询意见后可酌情提高手术推荐等级。④建议手术年龄为 16 ～ 65 岁。对于年龄 < 16 岁的病人，须经营养科及发育儿科等 MDT 讨论，综合评估可行性及风险，充分告知及知情同意后谨慎开展，不建议广泛推广；对于年龄 > 65 岁病人应积极考虑其健康状况、合并疾病及治疗情况，行 MDT 讨论，充分评估心肺功能及手术耐受能力，知情同意后谨慎实施手术。

1.2　手术禁忌证　①明确诊断为非肥胖型 1 型糖尿病。②以治疗 T2DM 为目的的病人胰岛 B 细胞功能已基本丧失。③对于 BMI < 25.0 kg/m² 的病人，目前不推荐手术。④妊娠糖尿病及某些特殊类型糖尿病病人。⑤滥用药物或酒精成瘾或患有难以控制的精神疾病。⑥智力障碍或智力不成熟，行为不能自控者。⑦对手术预期不符合实际者。⑧不愿承担手术潜在并发症风险者。⑨不能配合术后饮食及生活习惯的改变，依从性差者。⑩全身状况差，难以耐受全身麻醉或手术者。

2. 减重代谢手术方式的选择

目前，减重代谢外科被广泛接受的术式包括腹腔镜胃袖状切除术（laparoscopic sleeve gastrectomy，LSG）、腹腔镜 Roux-en-Y 胃旁路术（laparoscopic Roux-en-Y gastric bypass，LRYGB）、胆胰转流十二指肠转位术（biliopancreaticdiversion with duodenal switch，BPD/DS）。

2.1　LSG　LSG 是以缩小胃容积为主的手术方式，切除胃底和胃大弯，保持原胃肠道解剖结构，可改变部分胃肠激素水平，对肥胖病人的糖代谢及其他代谢指标改善程度较好。

绝大多数合并代谢综合征的单纯肥胖病人可以选择行 LSG。由于 LSG 术后最常见的并发症为胃食管反流病（gastroesophageal reflux disease, GERD), 而术前合并 GERD 的病人术后可能导致症状加重, 故术前须进行充分评估。如合并食管裂孔疝, 术中须同期修补食管裂孔疝。

LSG 操作要点: 完全游离胃底和胃大弯, 应用 32～36 Fr 胃管作为胃内支撑, 距幽门 2～6 cm 处作为胃大弯切割起点, 向上切割, 完全切除胃底和胃大弯, 完整保留贲门。术中如发现食管裂孔疝应一期行修补处理。此外, 加强缝合有助于减少切缘出血的发生。

2.2 LRYGB LRYGB 是同时限制摄入与减少吸收的手术方式, 除减重效果显著外, 可改善糖代谢及其他代谢指标。LRYGB 对于 T2DM 缓解率较高, 可能与其改变胃肠道激素分泌和十二指肠旷置对胰岛细胞功能的影响有关。对于合并中重度反流性食管炎或代谢综合征严重的肥胖病人, 或超级肥胖病人, 可考虑优先选择 LRYGB。由于 LRYGB 旷置的大胃囊与食管不相连, 胃镜检查较难实施, 因此, 对于有胃癌前期病变的病人, 或者有胃癌家族史的病人, 须慎重选择。

LRYGB 操作要点: 在贲门下方建立容积为 15～30 mL 的胃小囊, 旷置全部胃底; 食物支与胆胰支长度之和 > 200 cm (可根据病人 BMI、T2DM 发病程度及具体情况调整); 建议胃空肠吻合口直径 < 1.5 cm, 关闭系膜裂孔和 Petersen 间隙, 防止术后发生内疝。

2.3 BPD/DS BPD/DS 是以减少营养物质吸收为主的术式, 在减重和代谢指标控制方面优于其他术式, 但操作相对复杂, 且随着共同肠道长度缩短, 发生营养缺乏的风险增加, 并发症发生率及病死率均高于其他术式。BPD/DS 主要用于在能保证术后维生素和营养素补充前提下的超级肥胖病人 (BMI > 50 kg/m^2)、肥胖合并严重代谢综合征病人或病史较长的 T2DM 病人。

BPD/DS 操作要点: 先行 LSG, 袖状胃容积为 100～200 mL, 保

留胃幽门并在十二指肠上段将其横断，在距离回盲瓣约 250 cm 处将小肠横断。十二指肠横断远端以吻合器闭合，十二指肠横断近端与小肠远端吻合，将小肠横断近端与回肠在距离回盲瓣 50 ~ 100 cm 处进行吻合。

2.4　修正手术（revision surgery）　随着减重代谢手术例数的快速增加，减重效果不佳以及复胖和术后发生并发症的病人也逐渐增多，因而修正手术应用越来越多。修正手术可分为恢复（reversal）手术（修正为正常解剖结构）、修改（conversion）手术（从一种术式修改为另一种术式）、修复（repair）手术（在原术式基础上进行修正，式式不变）。

修正手术的选择需要考虑原手术方式和病人术后情况（减重不足、复胖、代谢疾病未有效缓解）等因素。在修正手术前，须经 MDT 评估，并正确评价减重代谢手术失败原因，慎重选择修正手术方式。

2.5　其他手术　近年来，减重代谢手术的探索主要集中在胃袖状切除术（SG）为基础的复合手术，例如，SG 加空肠旷置术（SG+JJB）、SG 加十二指肠和空肠旁路术（SG+DJB），而且根据旷置肠管和共同通道的长短不同又可延伸出不同的术式。此外，也有一些为减少手术并发症而改良的术式，如 SG 加胃底折叠术，其目的是减少术后反流的发生。目前，这些术式仍处于探索阶段，需要进行高质量的临床研究。

在胃旁路术的基础上简化的迷你胃旁路术（亦称为单吻合口的旁路术）已在临床上获得长期的随访数据，减重和降低血糖效果不差于胃旁路术，其手术难度相对降低，但有发生胆汁反流的潜在风险。

3. 围手术期管理

3.1　术前管理

3.1.1　术前评估　术前须对病人进行详细的评估，除了作为疗效评价的参照外，也为鉴别诊断和明确手术适应证提供依据（表1）。

表1　减重代谢手术病人术前评估指标

术前检查项目	推荐	可选择
体格检查	√	–
糖尿病相关	√	–
心血管疾病相关	√	–
肥胖相关高危因素筛查	–	√
常规激素水平	–	√
性激素水平	–	√
术前营养评估	√	–
消化道及影像学检查	√	–
心理评估	–	√
MDT讨论	–	√

注：MDT，多学科综合治疗协作组。

3.1.2　血糖管理　①对于合并T2DM的肥胖病人，应监测空腹、餐前、餐后2 h、睡前血糖，在内分泌科医师指导下给予口服药物或胰岛素控制血糖。②建议术前24 h停用格列酮类、格列奈类和二肽基肽酶4（DDP-4）抑制剂。③术前血糖控制标准遵循外科手术指南。

3.1.3　血压管理　对于合并高血压的病人，应动态监测血压，参考相关指南调整降压药物用量。

3.1.4　血脂管理　术前合并血脂异常的病人，应监测血脂水平，参考相关指南对高脂血症予以治疗。

3.1.5　OSAHS管理　对于术前合并OSAHS的病人，建议参考相关指南监测血气变化，夜间可予以呼吸机改善氧供。

3.1.6　其他注意事项　①术前戒烟。②推荐对所有病人术前采取预防深静脉血栓措施，具体参考深静脉血栓形成的诊断和治疗指南。

3.2 术中管理

3.2.1 一般管理 单纯肥胖或合并糖尿病的肥胖病人常发生压疮和神经损伤，故应特别注意肥胖病人的体位并保护重点部位皮肤。

3.2.2 麻醉管理 肥胖病人存在气道插管困难风险，应做好处理困难气道的准备，随时应对紧急情况，建议配备合适的手术室用品、大号血压袖带、紧急气道抢救车、长穿刺针、超声设备等。术中根据外科手术及麻醉要求，共同维持循环稳定。麻醉维持、通气管理、体液监测等处理措施参考麻醉相关指南。

3.2.3 拔管管理 肥胖病人拔管后发生气道阻塞的危险性显著增加。建议由有经验的麻醉科或重症监护科医师进行拔管。

3.2.4 预防深静脉血栓 因手术及麻醉干预，肥胖病人术中形成深静脉血栓风险高，须参考深静脉血栓防治指南进行相应干预。

3.3 术后管理

3.3.1 血糖管理 术后血糖遵循标准的糖尿病指南进行管理。术后血糖控制不良的高血糖病人应由内分泌科医师进行用药指导。

3.3.2 血压管理 ①术后早期应避免使用利尿剂。②术后长期降压治疗应遵循现行的临床指导原则，建议尽可能避免使用已知对体重不利的降压药物。③对于术后血压已控制的病人，应遵循筛查相关指南的推荐进行定期监测。

3.3 血脂管理 手术后不建议立刻停用降脂药。建议定期随访血脂水平及评估心血管风险。

3.4 OSAHS 管理 术后建议继续进行持续气道正压通气（CPAP）或双水平气道正压通气（BiPAP）治疗，在五官科或呼吸科医师指导下调整 CPAP、BiPAP 用量或重新进行睡眠呼吸监测。

3.5　饮食及营养管理　①根据胃肠外科手术规范，术后 1～5 d 开始酌量给予清流食。之后，给予低糖、低脂、无咖啡因半流质和软质食物，逐步添加固体食物，直至恢复正常进食。建议病人在进食正餐时应充分咀嚼食物后再吞咽。②推荐每日摄入足够水分，建议 ≥ 2000 mL。③每日需摄入足够蛋白量，建议为 60～80 g/d。此外，每天应针对性补充蛋白质，最多 1.5 g/kg 理想体重，而对于行 LBPD/DS 的病人，术后应在此基础上增加 30% 蛋白质摄入量。④长期补充足量的多种维生素与微量元素。建议在术后早期（3 个月内）以口服咀嚼或液体形式予以补充。补充量须满足个体化需求，定期随访监测微量元素水平。⑤尽量减少碳水化合物与脂肪的摄入。

3.6　其他注意事项　①术后采用注射低分子肝素、穿戴弹力袜或其他持续性压迫装置等措施预防血栓，并建议术后早期下床活动。②推荐从术后恢复期即进行日常运动锻炼，鼓励每周 300 min（至少 150 min）有氧运动，以及每周 2～3 次力量训练。

4. 术后并发症及处理

AGB 和 BPD/DS 由于并发症发生率较高和（或）疗效不佳等原因，目前在临床上应用逐渐减少。因此，本指南主要介绍 LRYGB 和 LSG 的并发症情况。术后近期并发症主要指术后 6 周内发生的并发症，远期并发症则主要指术后 6 周后发生的并发症。

4.1　术后近期并发症

4.1.1　消化道漏　LRYGB 术后吻合口漏的发生率为 1.1%～1.4%，多发生在胃空肠吻合口。LSG 术后残胃漏发生率为 0.7%～7.0%。吻合口漏与残胃漏的高危因素主要包括血供不足、缝合不严密、局部感染、合并糖尿病等。临床表现为腹膜炎、心动过速、发热等。术中轻柔操作，合理使用各种器械，减少周围血管的损伤而引起血供障碍有助于预防消化道漏的发生。消化道漏诊断明确后，应及时给予禁食、胃肠减压、抑酸、抗感染、营养支持等保守治疗；如治疗无效，可考虑内镜下放置钛夹或生物胶，甚至再手术放置引流管或重新缝合关闭漏口。

4.1.2 出血 LRYGB 术后出血发生率为 1.9% ～ 4.4%，LSG 的发生率为 0.7% ～ 1.4%。术后出血可来自胃肠吻合口、肠肠吻合口、胃切缘、肠系膜边缘以及腹壁切口等部位。出血的原因包括围手术期使用抗凝药和非甾体类药物、术中操作不当和术后严重呕吐等。预防术后出血的关键在于术中精准操作和围手术期多学科协作。术中仔细检查各吻合口和切缘等，必要时可结合术中内镜检查，充分显露止血甚至加固缝合。

4.1.3 静脉血栓栓塞 包括深静脉栓塞与肺静脉栓塞，其发生率为 0.3% ～ 1.3%。应以预防为主，对于高危病人，推荐使用下肢持续压迫装置，围手术期可适当给予抗凝药物，建议术后早期下床活动。

4.1.4 吻合口狭窄 LRYGB 术后吻合口狭窄发生率为 3% ～ 6%。术后早期狭窄可能与吻合口过小、水肿和组织内翻有关；中后期狭窄的原因常为吻合口溃疡或漏治愈后形成瘢痕。切割线不在同一平面而呈螺旋形、胃角切迹处切割过度等也会导致 LSG 术后发生胃腔狭窄，病人可出现严重的恶心呕吐。早期狭窄的病人可先予禁食或全流质饮食，效果不佳者考虑内镜下球囊扩张，必要时再次手术重新吻合或切开浆肌层。

4.1.5 内疝与肠梗阻 内疝常见于 LRYGB 术后，发生率为 1.3% ～ 4.4%，其可发生于手术后任何时间，发生部位包括横结肠系膜缺口、空肠侧侧吻合系膜缺口和 Petersen 间隙。内疝是导致肠梗阻的重要原因。建议术中常规关闭系膜裂孔及其他间隙，防止术后发生内疝和肠梗阻。

4.2 术后远期并发症

4.2.1 吻合口溃疡 LRYGB 术后吻合口溃疡发生率为 4.0% ～ 7.0%，而 LSG 术后发生率仍无明确数据。吻合口溃疡的高危因素包括幽门螺杆菌感染、胆汁反流、使用非甾体类药物、胃酸过多、局部缺血、吸烟、酗酒及合并糖尿病等。首选保守治疗（质子泵抑制剂为主），保守治疗无效时可考虑再手术。

4.2.2 倾倒综合征 LRYGB 术后易出现倾倒综合征，这与失去幽门调节功能有关。据统计，术后约 40% 的病人出现程度不一的倾倒综合征，但多数无须治疗。临床表现为进食后心动过速、恶心、头晕甚至晕厥等。预防倾倒综合征的措施主要包括：选择适宜的胃肠吻合口大小，建议直径为 1.5 cm 左右；少食多餐，避免过甜、过浓饮食。

4.2.3 胆管结石 减重代谢手术病人胆管结石的发生率是普通人群的 5 倍，其原因可能与短期内体重快速减轻有关。对于术前已经合并胆囊结石的病人，建议减重手术同时行胆囊切除术；而对于无胆囊结石的病人，不推荐行预防性胆囊切除术。术后可应用熊去氧胆酸，以预防形成胆管结石。

4.2.4 营养不良 由于减重手术后摄食和（或）吸收减少，可导致营养不良。术后病人可出现多种维生素、蛋白质、电解质和矿物质等营养素缺乏，尤其是维生素 D、叶酸、维生素 B_{12}、铁缺乏。另外，较多肥胖病人在术前即已存在一定程度的营养素缺乏。因此，对于行减重手术的病人，建议术前、术后均常规检测营养素水平，且术后常规补充复合维生素、铁、钙等营养素。

4.2.5 GERD 肥胖是 GERD 的独立危险因素。各减重代谢手术方式对于 GERD 发生率的影响并不相同。LRYGB 可减少 GERD 的发生，而 LSG 则诱发 GERD，原因在于 LSG 术后 His 角及其附近的组织结构被破坏、食管下括约肌张力降低等。另外，食管裂孔疝会显著增加 GERD 的发生率，对合并食管裂孔疝的病人应在 LSG 术中同时行食管裂孔疝修补术。

其他并发症包括切口感染、穿刺孔疝等，总体的发生率较低。须注意术后暴发性胰腺炎、肺不张、呼吸衰竭等，虽然发生率不高，但危险性较高，需要细致的管理和多学科协作。

5. 术后随访和监测

对于术后病人，应培养正确的生活、运动习惯；防止营养、微量元素缺乏；预防糖尿病等疾病并发症发生风险。术后长期按计划对病人进行随访和监测是保证术后疗效、防止复胖发生的关键。术后随访项目见表 2。

表 2　减重代谢手术后随访及监测项目

项目	术前	术后			
		1个月	3个月	6个月	1年
营养和运动调查及教育[①]	√	√	√	√	√
体重、腹围、皮下脂肪[②]	√	√	√	√	√
呼吸、心率、血压、体温	√	√	√	√	√
药物使用（代谢相关）	√	√	√	√	√
血糖[③]	√	√	√	√	√
血、尿常规	√	–	√	√	√
血液生化（血脂分类）	√	–	–	√	√
OGTT[①]	√	√	√	√	√

续表

项目	术前	术后			
		1个月	3个月	6个月	1年
血清胰岛素和C肽	√	–	√	√	√
HbA1c	√	–	√	√	√
血清维生素与微量元素水平	√	–	–	√	√
骨密度④	–	–	–	–	–
其他检查⑤	–	–	–	–	–
并发症监测	√	–	√	√	√

注："√"为术后不同时间必须检查项目；"–"为术后不同时间非必须检查项目。OGTT为糖耐量试验，HbA1c为糖化血红蛋白。随访1年后除骨密度外均每年检查1次。①如需要，可增加次数；②每周至少自测1次；③每个月至少1次；④每2年监测1次；⑤根据临床实际需要实施。

其他注意事项：①随访监测如有任何异常，均应根据实际情况予以纠正。②对于重度肥胖病人，监测血清肌酸激酶（CK）水平和尿量，以排除横纹肌溶解。③对于BMI > 35 kg/m^{2}的肥胖病人，为预防胆囊结石形成，建议术后1个月复查胆囊超声，必要时服用熊去氧胆酸预防胆囊结石形成。④育龄女性术后12～18个月内应避免妊娠，应给予适当的避孕措施。术后无论何时妊娠，均须严密监测母体维生素和微量元素水平，包括血清铁、叶酸、维生素B_{12}、维生素K_1、血清钙、脂溶性维生素等，以保证胎儿健康。⑤每周进行至少150 min的中等强度以上有氧运动。每周运动目标300 min。

经过国内减重代谢外科同道多年的努力和经验总结，本版指南在2014版指南的基础上进行了一定的修订。但值得注意的是，本版指南的中国证据仍然偏少，且证据级别不高。相信在中华医学会外科学分会甲状腺及代谢外科学组和中国医师协会外科医师分会肥胖和糖尿病外科医师委员会的领导下，减重代谢外科同道共同努力，以新版指南为引导，总结和发表更多、更重要的中国证据，为下一版指南的修订提供更多的证据。

附　录　三

中国儿童和青少年肥胖症外科治疗指南（2019 版）

中国医师协会外科医师分会肥胖和糖尿病外科医师委员会

背　景

近 30 年来，儿童青少年超重及肥胖的数量在全球范围内呈高速度增长趋势。据报道，2015 年全球 12% 的成年人和 5% 的儿童达到肥胖症诊断标准，成人和儿童的肥胖人数分别为 6.037 亿和 1.077 亿。儿童肥胖率虽低于成年人，但其上升速度却高于成年人，中国是儿童青少年超重和肥胖人数最多的国家，约 3496 万。2014 年"学生体质与健康调研"结果显示，7～18 岁男生超重和肥胖的检出率分别为 29.7% 和 18.8%；同龄女生超重和肥胖的检出率分别为 18.9% 和 10.3%。1985 年至 2014 年，我国 7 岁以上学龄儿童超重率由 2.1% 增长至 12.2%，肥胖率由 0.5% 增长至 7.3%。据推断，到 2020 年中国儿童青少年超重和肥胖的检出率将达到 22.3%，人数将达到 3941 万。至 2030 年，由儿童青少年超重和肥胖所致成人肥胖相关慢性病的直接经济花费将到达 490.5 亿元 / 年。

肥胖不仅影响儿童青少年的正常生长发育，还会对心血管系统、内分泌系统、呼吸系统、消化系统、骨骼系统和心理智力等都造成严重的危害。相关研究表明：65% 的肥胖儿童到成年期后会发展成 III 度肥胖（BMI ≥ 40 kg/m^2）。而且，对于重度肥胖的个体，仅靠饮食和行为干预很难达到显著长期有效的减肥效果。减肥手术在成人中已被广泛证实是安全有效的，虽然目前尚无非常充分的证据推荐儿童青少年采用外科手术减肥，但是对部分肥胖的儿童青少年采用手术减肥已经引起了越来越多的关注。美国相关专业学会先后发布了《儿童和青少年 2 型糖尿病诊治指南》《青少年重度肥胖的外科治疗》《儿童减肥代谢外科指南（2018）》。2015 年，欧洲儿科胃肠、肝病及营养学会也发布了《儿童减肥手术新指南》。由于人种、基因易感性、文化伦理以及儿童青少年对减肥手术认可度等方面的差异，国外的相关指南和专家共识有一定借鉴作用，但并不能完全适用于中国人群，因此有必要制定符合中国肥胖儿童青少年的外科治疗指南。为此，中国医师学会外科医师分会肥胖和糖尿病外科医师委员会于2018 年 6 月开始组织编写，经反复讨论最终完成《中国儿童和青少年肥胖外科治疗指南》，本指南参照欧美相关指南并结合中国的实际情况，以及现有相关的循证医学证据制定而成。制定本指南的目的：一是为规范儿童青少年肥胖的外科治疗，给临床决策提供参考，提高我国儿童青少年肥胖外科诊疗水平；二是为进一步深入研究提供参考，从而为儿童青少年肥胖外科治疗的临床决策提供更高级别的循证医学证据。

一、儿童和青少年的年龄界定和肥胖定义

《中华人民共和国未成年人保护法》和联合国《儿童权利公约》规定儿童的年龄为 0 ～ 18 岁。目前，国内外对儿童和青少年之间并没有明确的年龄界定，儿童青少年可以当作一个统称。根据中国儿童和青少年自身的遗传特征和生活环境的特点，2002 年"国际生命科学学会中国肥胖问题工作组"把儿童和青少年肥胖和超重筛查的年龄定

为 7 ～ 18 岁。目前，文献报道的减肥手术患儿年龄低至 2 岁半。综上所述，本指南所针对的儿童青少年年龄范围暂定为 2 ～ 18 周岁。

体重指数（body mass index，BMI）是评价超重及肥胖的标准指标，BMI（kg/m^2）= 体重（kg）/ 身高 ^{2}（m^2）。根据人民卫生出版社教科书《儿科学》的标准，儿童（＞ 2 岁）超重定义为 BMI 位于生长标准曲线的第 85 百分位数和第 95 百分位数之间（P85 ～ P95），肥胖定义为 BMI 位于生长标准曲线的第 95 百分位数以上（＞ P95）。按照美国疾病预防控制中心的标准，儿童青少年重度肥胖定义为 BMI ≥ 第 95 百分位数的 120% 或者 BMI ≥ 35 kg/m^2。2015 年，欧洲儿科胃肠、肝病及营养学会关于儿童青少年重度肥胖症标准是 BMI ＞ 35 kg/m^2 伴有非酒精性脂肪肝等严重合并症，或 BMI ＞ 40 kg/m^2 且伴有轻微合并症。目前我国对儿童青少年重度肥胖还没有明确的标准，参考欧美相关标准以及结合东亚人种 BMI 值相对较低的特点，可将中国儿童青少年重度肥胖定义为：BMI ＞ 32.5 kg/m^2 且伴有严重代谢相关疾病，或 BMI ＞ 37.5 kg/m^2 且对日常生活学习造成一些不便影响。

二、儿童和青少年减肥手术的临床结局

成年人的减肥手术始于 20 世纪 50 年代，经过 60 多年的发展，目前 Roux-en-Y 胃旁路术（Roux-en-Y gastric bypass，RYGB）和袖状胃切除术（sleeve gastrectomy，SG）是减肥外科的主要术式，大量临床证据证实两个手术均可以明显减轻肥胖患者的体重并缓解肥胖相关的合并症。而针对儿童青少年的减肥手术，早在 1972—1974 年，Silber等首先采用空肠回肠旁路术治疗青少年病态肥胖者。1990 年，Leonid等首次报道手术用于治疗 5 ～ 12 岁的儿童重度肥胖患者。2000 年至2003 年，美国儿童青少年减肥手术的例数增加了 3 倍，达到 771 例，

到 2009 年达到 1600 例左右。至今为止，国内还没有确切的相关临床数据。由于传统观念、伦理法规和种族信仰不同等因素，国内对儿童青少年手术较为慎重，所以此类手术开展比较少。2015 年，国内王存川教授报道了 10 例 13.5 ～ 18 岁的青少年减肥手术。

1. 手术相关风险和死亡率

Tsai 等研究表明，减肥手术后成人组的死亡率为 0.2%，而儿童青少年组围手术期无死亡率，住院时间也短于成年人。Varela 等研究表明，成人组和儿童青少年组的手术相关死亡率没有统计学差异。国内王存川教授团队对 RYGB 和 SG 术后的儿童青少年（13.5 ～ 18 岁）进行 1 年的随访研究，发现无中转开腹率，未发生非计划二次手术，随访期间无死亡病例。以上几项研究提示：儿童青少年进行减肥手术可能比成人相对更安全，究其原因可能是因为儿童青少年处于生长发育阶段，身体机能状态更好，再生能力强，术后恢复更快。

2. 近期并发症

近期并发症一般指术后 30 天内的相关并发症。儿童青少年在 SG 术后的近期并发症包括恶心呕吐、打嗝、吻合口出血、吻合口漏、伤口感染、肺栓塞、胃瘫、倾倒综合征等。RYGB 术后的近期并发症包括小肠吻合口漏、伤口感染、肺栓塞、需要用胃镜扩张的胃空肠吻合口狭窄、腹内疝、小肠梗阻、胃瘘形成等。Varela 等报道儿童青少年患者的术后 30 日内并发症发生率显著低于成人（5.5% vs. 9.8%）；王存川教授团队报道的病例组术后 30 日内未发生严重并发症。随着微创技术和术后管理水平的提高，减肥手术的并发症越来越少，住院时间也呈缩短的趋势。

3. 远期并发症

儿童青少年减肥手术的远期并发症主要是营养素缺乏，特别是铁、维生素 B_{12}、维生素 D 和维生素 B_1 等营养素缺乏，可能会影响身体发育。对于此类患者进行长期监测和管理、终生补充维生素和微量元素非常重要。然而儿童青少年依从性相对较差，据报道，只有 13% 的青少年能够坚持所有营养补充剂处方，如何解决这个问题仍然是个难题，需要借助减肥团队、患者及其家属、老师的共同管理。减肥手术对儿童青少年生长发育的影响还未明确，建议预防性常规额外补充和监测维生素 D 和钙。成人在 RYGB 和 SG 术后出现反复发作的严重餐后低血糖情况也偶有报道，所以也应该重视儿童青少年患者术后是否存在餐后低血糖的症状。

4. 体重减轻

儿童青少年接受 SG 和 RYGB 术后 1～3 年内大多会出现明显的体重减轻，但术后 3 年以上的结局指标还没有充分的循证医学证据。2015 年，一项纳入了 15 个前瞻性随机对照研究的 Meta 分析结果表明：SG 和 RYGB 均可使儿童青少年的体重大幅度减轻，RYGB 使患者 BMI 下降平均 16.6 kg/m^2，SG 的是 14.1 kg/m^2。目前，直接对比重度肥胖儿童青少年 SG 与 RYGB 后长期减肥结局的研究较少。儿童青少年在体重减轻后能否维持、如果体重出现显著反弹，合并的高血压和糖尿病等是否会复发等问题仍有待进一步的研究。另外，儿童青少年在减肥手术后出现体重反弹的预测指标有哪些也还不明确，需要大样本的多中心临床研究进一步证实。

5. 肥胖相关疾病的改善

减肥手术可以使肥胖儿童青少年合并的胰岛素抵抗、2 型糖尿病、高脂血症、高血压病、阻塞性睡眠呼吸暂停综合征、非酒精性脂肪性肝病和抑郁症等相关疾病得到临床缓解或改善。Khidir 等对接受 SG 的 139 名成人与 91 名儿童青少年进行 5 年的随访比较，发现在 1 年内，约 68.2% 的成年人和 62.5% 的青少年糖尿病完全缓解，但 13% 的成年人在第 5 年复发糖尿病，而儿童青少年组无复发病例。因此，合并严重代谢性疾病的重度肥胖儿童青少年接受减肥手术，会获益更多。另外，减肥手术还可以改善肥胖儿童青少年的心理疾病，以及提高他们的生活质量。

三、手术适应证和禁忌证

对于青少年儿童进行减肥手术，应仔细考虑权衡如下几点：①减肥手术作为一个有创手术，对儿童青少年不仅造成身体创伤，而且有一定的心理创伤，因而选择要慎重；②术前对于手术获益和手术风险，需进行全面客观权衡，当手术获益远大于手术风险时，可以考虑选择减肥手术；③减肥手术应主要用于重度肥胖合并严重代谢性疾病且严重影响身体健康，或者肥胖本身对日常生活学习和生活质量造成严重危害，且其他治疗手段无效的患者。

1. 手术最低适应证

（1）BMI > 32.5 kg/m^2 且伴有至少 2 种肥胖相关的器质性合并症，或者 BMI > 37.5 kg/m^2 伴有至少 1 种肥胖相关合并症（如阻塞性睡眠呼吸暂停综合征、2 型糖尿病、进行性非酒精性脂肪性肝炎、高血压病、血脂异常、体重相关性关节病、胃食管反流病和严重心理障碍等）。

（2）通过饮食调整、坚持运动以及正规药物治疗等未能达到显著减肥目的的患者。

（3）年龄在 2 ~ 18 岁之间；年龄越小者，手术需要越谨慎。

（4）经过心理评估，患者本身依从性好，或者家属有能力严格配合术后饮食管理。

2. 手术禁忌证

（1）存在严重精神心理疾病，无法坚持术后饮食、体育锻炼和营养素补充方案。

（2）目前已怀孕或者计划在手术后 12 ～ 18 个月内怀孕。

（3）患者或其父母不能理解手术风险和益处。

四、儿童青少年的减肥术式选择

目前，无论是儿童青少年还是成人，应用最广泛的减肥术式是 SG 和 RYGB。在美国，2017 年超过 60% 的成人减肥手术是 SG，这也是儿童青少年中最常实施的减肥手术术式。SG 术将患者胃大弯的大部分切除，并建立管状胃；术后减肥效果较好，但仍缺乏长期的随访数据。与 RYGB 相比，SG 更简单而且造成微量营养素缺乏的风险更低，它对儿童青少年来说更具有优势。RYGB 制作了一个小的近端胃囊（容积小于 30 mL），要求每个病例均进行小肠总长度的测量，胆胰肠襻及 Roux 肠襻的长度设计，应该充分考虑小肠的总长度，目前并没有研究显示胆胰肠襻和 Roux 肠襻的长度与手术的结局的关系，包括体重减轻及营养风险等，目前建议胆胰肠襻和 Roux 肠襻的长度均不可超过小肠总长度的 20%，直到有进一步的临床证据支持更长的肠襻长度。RYGB 在成人中应用已有数十年，其减肥和改善 2 型糖尿病的长期结局已有明确的循证医学证据，但目前在儿童青少年减肥手术中所占比例低于 30%。理论上讲，对于处于生长发育阶段的儿童青少年，SG 手术的安全性高于 RYGB 手术。目前国内没有批准的可调节胃绑带可供临床使用，胆胰转流并十二指肠转位术（biliopancreatic diversion with duodenalswitch，BPD-DS）由于营养相关并发症发生率更高等原因，一般不推荐用于儿童青少年。

五、术前评估和围手术期处理

1. 术前评估和沟通

包括一般的检测：病史、身高、体重、BMI、血压、腰围、颈围和生长发育情况等。实验检查：空腹血糖、糖耐量试验、糖化血红蛋白、血脂三项、促甲状腺激素、性激素、微量元素及维生素水平等。辅助检查：心电图、心脏彩超、呼吸睡眠监测、幽门螺杆菌感染，必要时查骨龄等。还需进行个体化的精神心理等因素评估。减肥手术前需要与患者及其监护人进行充分沟通，了解他们对减肥手术的理解程度、接受程度和期望值。

2. 多学科团队合作

推荐多学科团队合作的方法，团队成员应该包括经验丰富的减肥外科医生、儿科医生、儿童青少年肥胖专科医生、护士、个案管理师、营养师以及儿童青少年心理医生或精神病医生。必要时还应包括内分泌科、心血管内科、呼吸科、麻醉科、精神心理科、妇科、整形外科、骨科和肾内科等科室医护人员，以便对患者进行深入的评估和管理。此外，还要对手术时机进行深入讨论并客观把握。

3. 围手术期处理

儿童青少年减肥手术围手术期处理与成年人类似，额外要求儿科医生参与围手术期的管理，做好与患者的沟通，尤其要消除儿童青少年对于手术的恐惧感。

4. 特殊类型肥胖患者的处理

对于合并 Prader-Willis 综合征、下丘脑性肥胖等的儿童青少年，传统的减肥方法效果较差。减肥手术有利于减轻这些患者的体重，但长期效果如何仍有待进一步研究。

六、术后管理

1. 饮食

根据减肥术式的不同以及个体情况制定个体化管理方案，包括每日热卡摄入量、蛋白质、碳水化合物、脂肪以及水分摄入量。一般来说，术后患者需要从清流质、高蛋白流质饮食逐步过渡到半流饮食，直至过渡到普食，一般需要历经 3 个月。同时建议患者减慢进餐速度，进餐时少饮用液体以减少恶心呕吐症状。

2. 营养补充剂

RYGB 后推荐终生补充维生素和微量元素来避免营养素缺乏。虽然 SG 术后的营养缺乏风险一般比 RYGB 低，但仍然缺乏针对儿童青少年营养结局的长期数据，目前同样推荐长期补充复合营养素，根据术后随访检查结果进行调整。对于术后妊娠的青少年女性，需要额外关注铁、叶酸和维生素 B_{12} 等的水平并进行相应的补充。

3. 术后长期保持体重的方案

鼓励补充每日 1800～2800 mL 无糖液。每日锻炼 30～60 分钟。每顿饭需食用(标准体重 ×2)g/kg 优质蛋白食物，尽量少食淀粉类食物，并减少饱和脂肪酸摄入量。一日 3～4 餐，定时定量饮食，避免过量食用碳水化合物和高脂肪食物。每日服用足够的营养补充剂。如果发现体重明显反弹或者体重下降过多，需要根据个体情况进行适当的调整。

4. 术后随访监测

推荐减肥手术后进行长期的随访监测，由主诊医师或个案管理师进行相关指标监测。一般是在术后 2 周开始随访，然后在术后 1、3、6、9、12 个月进行，之后推荐 1 年随访 1 次。随访内容主要包括人体测量指标、营养状态、生长发育状况及肥胖相关的合并症等，根据随访结果进行相应的处理。

5.预防妊娠

目前研究表明，青少年意外怀孕的情况已经越来越多。减肥手术后能使部分不易受孕的患者怀孕概率增加，但是术后营养不良等问题可能对生育和妊娠结局产生不良影响。因此对于接受减肥手术的儿童青少年，术后12～18个月内应该绝对避免妊娠。

七、未来趋势及需要进一步研究的课题

儿童和青少年肥胖是全社会面临的一个严重健康问题，帮助青少年儿童建立良好的生活习惯，以预防肥胖最为关键。肥胖的青少年儿童存在一定程度的发育不足，包括性器官发育不充分、性激素及其他激素水平异常等，因而对于青少年的肥胖应该积极进行干预。青少年儿童肥胖症的治疗，应采取综合的手段，包括教育引导改变生活方式、药物治疗等，减肥手术应该作为其他治疗均失效的情况下的最后一个选择。

对于处于青春期的青少年，有较多证据显示减肥手术的有效性和有益性；但对于年龄低于12周岁的少年儿童，由于病例积累较少，所以减肥手术作为重度肥胖症的常规推荐治疗手段，证据依然较少。因而，需要不断进行探索，包括临床结局，尤其是长远期临床结局的观察、手术治疗与非手术治疗手段的随机对照、手术方式的设计及对比、针对不同病人的个性化手术设计、探讨新的减肥技术应用于青少年儿童肥胖治疗的可行性，例如胃内球囊、十二指肠–空肠内套膜等，以积累并丰富青少年儿童肥胖治疗的临床证据。

青少年儿童由于处于生长发育阶段，减肥手术设计，应该包括以下原则：①严格遵循"不伤害"原则；②在术后任何时间，已经施

行的减肥手术均可以完全逆转；③最好不要切除任何器官，或者器官的某一部分，以避免器官功能缺失或者不全；④最好不要废用任何器官，或者废用任何器官的一部分，使得器官能够充分发育。按照以上原则，目前成人常规使用的减肥手术，包括RYGB和SG手术，对于青少年儿童，并非理想的减肥手术，因而，当务之急是需要探索设计研究适合青少年儿童的减肥手术方式。在目前尚没有理想手术方式的情况下，理论上讲，SG的风险收益比优于RYGB。